CONVERSATIONS

SUR LE

CHOLERA-MORBUS

OBSERVÉ A PARIS EN 1831 ET 1832.

IMPRIMERIE DE LACHEVARDIERE,
RUE DU COLOMBIER, N° 30.

CONVERSATIONS

SUR LE

CHOLERA-MORBUS

OBSERVÉ A PARIS EN 1831 ET 1832;

PAR

LE DR TREILLE,

CHIRURGIEN-MAJOR DES SAPEURS-POMPIERS DE LA VILLE DE PARIS.

PARIS.

MADEMOISELLE DELAUNAY, LIBRAIRE,

PLACE ET VIS-A-VIS DE L'ÉCOLE DE MÉDECINE.

1832.

A MONSIEUR

LE COMTE CHARLES DE RÉMUSAT,

MEMBRE DE LA CHAMBRE DES DÉPUTÉS, ETC.

SOUVENIR RECONNAISSANT.

HOMMAGE AU TALENT
ET A UNE HAUTE PHILANTROPIE.

L'Auteur,

M. TREILLE.

Paris, le 22 juin 1832.

a

AVANT-PROPOS.

Ce n'est pas un Traité didactique du choléra que je prétends donner ici, je raconte tout simplement ce que j'ai vu, ce que j'ai fait, et ce que j'ai éprouvé moi-même.

Le titre de *Conversations* ne semble-t-il pas faire contraste avec la gravité du sujet? Mais je ne puis mieux le justifier qu'en disant qu'il m'était impossible d'en donner un plus convenable à cet écrit.

Effectivement, ce n'est qu'une suite d'entretiens que j'avais chaque matin, pendant deux heures, avec M. Albert Blanchet, mon jeune ami, qui, quoique étranger à la médecine, avait l'obligeance extrême de tracer sur le papier mes pensées sur le choléra, au fur et à mesure que je les lui faisais connaître.

Le mauvais état de ma santé, qui avait fini par fléchir sous le poids de grandes fatigues, m'a mis

*a**

dans l'impossibilité absolue de revoir mon travail, qui reste tel qu'il a été conçu et écrit, à la hâte et sans art.

Une semblable composition doit nécessairement pécher du côté du style et de l'ordre; aussi je ne la défends pas : c'est un enfant perdu que j'abandonne à sa triste destinée.

Ce n'est pourtant pas que je n'aie pris quelques soins d'éviter la trop grande confusion. Ainsi j'ai établi deux divisions naturelles : le choléra de 1831, et le choléra de 1832. Chacune d'elles est subdivisée en plusieurs paragraphes, ce qui, ce me semble, est la forme la moins propre à fatiguer l'attention du lecteur.

L'histoire des faits pourra paraître en quelque sorte fastidieuse, par la fréquente reproduction des mêmes expressions, des mêmes phrases; mais j'ai voulu être exact; c'est à la *vérité* que j'ai brûlé l'encens; nul sacrifice dès lors ne devait m'être pénible. Et d'ailleurs, c'est une sorte de clinique, que j'ai voulu livrer à la méditation du médecin qui n'aura pas encore vu le choléra de près. Je me flatte que cette lecture le mettra à même de n'être pas pris au dépourvu; et qu'il en retirera utilité pour lui et profit pour le cholérique qui l'appellera à son secours.

Je proclamais en 1831 que le choléra régnait à Paris ; je n'en étais que trop certain par les maux qu'il me faisait endurer. C'était la vérité que je disais ; mais, subissant l'injurieuse destinée de *Cassandre*, on ne me croyait pas. Aujourd'hui, je l'espère, on ne me querellera plus à cet égard ; l'évidence est trop grande, elle frappe de toutes parts. Les mêmes phénomènes se sont présentés en 1832 qu'en 1831.

Je ne sais si je dois convenir que la dernière fois ils ont été plus intenses que la première. Je puis, en tout cas, affirmer que le traitement des deux époques a donné des résultats identiques : *guérison prompte*, à peu d'exceptions près.

Ainsi, si, dans le cours de mon travail, j'ai fait des concessions sur la différence d'intensité, c'est que j'écrivais alors sous les inspirations de la terreur dont j'étais frappé à l'aspect des cholériques de la seconde invasion, que je vis en parcourant les principaux hôpitaux de Paris. Non ! de la vie je n'oublierai les terribles impressions dont je fus assailli, dans un de ces hôpitaux, à l'aspect d'une trentaine de cholériques, que je croyais morts dans leurs lits, tant leurs traits étaient décomposés ; mais qui, tout-à-coup, se mettaient à remuer, l'un pour vomir, un autre pour saisir un breuvage qui était au chevet de son lit. Ce mouvement du bras d'un homme que je croyais un cadavre, me rendit un instant immobile et comme pétrifié. Revenu à moi, je cours vers ce malheureux : je le questionne, il me répond ; je l'examine avec toute mon attention ; puis j'en fais autant à l'égard de quelques autres.

C'est une gastro-entérite , dis-je à M. le docteur Baudeloque, avec lequel je faisais cette visite. Peut-être néanmoins y a-t-il autre chose ; je ne le contesterai pas. Toutefois, c'est de la glace qu'il faut à ces malades... mais on ne leur en donnait pas.

Avant d'avoir vu des cholériques , je m'étais fait une théorie d'après quelques écrits , notamment ceux de la doctrine physiologique : elle se trouve consignée dans la première partie.

L'étude des faits a apporté bien peu de modifications dans mes premières opinions , comme on pourra s'en convaincre dans mes conclusions générales.

Je ne prétends pas affirmer que ces théories soient invulnérables : je les défendrai néanmoins jusqu'à ce qu'on m'en offre une nouvelle, en me montrant clairement la vérité dans une question aussi ardue que celle du choléra.

Quant au traitement que j'ai généralement adopté, je dois essentiellement tenir aux bases sur lesquelles il repose ; et d'abord à cause de ses résultats infiniment avantageux, et puis ne fût-ce qu'à cause des obstacles que j'ai eus à vaincre, non seulement de la part de la société, mais encore de la part des médecins opposés à l'école physiologique, tant l'idée qu'il fallait des médicamens chauds et brûlans était enracinée dans leur esprit. Je ne doute même pas que , sans une voix puissante, celle du célèbre Broussais, qui est venue populariser la science du choléra, la glace et celui qui le premier la progagea pour combattre ce fléau n'eussent été honnis et bafoués, tandis qu'en vertu du noble respect envers une doctrine quelque peu hautaine, le punch, l'esprit de menthe, l'acétate de plomb, l'acétate d'ammoniaque , etc. , etc. , eussent à flots été versés dans les entrailles des malheureux cholériques, lesquels, après avoir été cruellement torturés par ces liqueurs brûlantes , seraient allés grossir le nombre des victimes des deux fléaux.

Les résultats que j'ai obtenus sont assurément très remarquables , et je puis le dire sans être taxé de prévention ; mais il serait indigne de moi de prétendre que, dans toutes les circonstances, il serait possible d'en obtenir de semblables. Dans les hôpitaux , par exemple, venaient affluer des cholériques de tout âge et de tout sexe, tandis que je n'avais à traiter, au corps des sapeurs-pompiers , que des jeunes gens. En ville je n'ai donné des soins qu'à un vieillard cholérique, et il est mort. D'un autre côté, les cholériques n'arrivaient généralement aux hôpitaux que plusieurs heures après l'invasion, tandis que, par les dispositions qu'avait prises l'autorité, le sapeur cholérique était secouru à l'instant ; c'est-à-dire , que du moment de l'invasion à celui des secours , rarement il s'écoulait quelques minutes.

Enfin, dans les hôpitaux se trouvaient souvent des cholériques minés par la misère ou par quelque phlegmasie antérieure des viscères , tandis que je n'ai eu qu'un cas où la gastro-entérite avec ulcération avait précédé le choléra. Ce malade est mort.

Certes, il n'en faut pas douter, c'est à ces avantages de position que la majeure partie de mes
succès est due. Je rends ici un juste hommage
à la vérité, et à mes confrères des hôpitaux ; hommage qui, toutefois, ne saurait infirmer la proposition suivante, et qui a déjà été exprimée par M. le
docteur Samson (jeune), mais d'une manière
trop vague sous le rapport du traitement :

*Le cholérique pur, c'est-à-dire, dégagé de toute in-
firmité antérieure, peut être très promptement ramené
à la santé par le traitement antiphlogistique, la calorification extérieure, la glace à l'intérieur et des
quarts de lavemens froids avec addition de quatre à
cinq gouttes de laudanum de Rousseau dans chaque.*

Les cas qui réclament des moyens plus nombreux, sont exceptionnels ; il est conséquemment
impossible de les placer dans mon cadre.

Il n'est pas à ma connaissance que les Allemands
aient employé la glace comme traitement radical
du choléra.

M. Sophianopoulo nous apprend dans son excellent traité du choléra, qu'il en faisait un grand
usage pour le combattre. Mais, à cette époque, je
l'avais déjà employé à Paris, et mon article sur le

choléra avait paru (dans les *Annales*) avant le livre de M. Sophianopoulo.

Ce n'est donc pas à l'Allemagne qu'est due l'introduction de ce médicament précieux contre le choléra; c'est la France qui le revendique; et, s'il m'est permis de le dire, c'est moi qui ai été assez heureux pour prescrire la glace, et donner le signal de son emploi pour combattre ce fléau.

M. le professeur Broussais, dans la rapidité de son improvisation (voyez ses deux leçons sur le choléra faites au Val-de-Grâce), oublia de faire connaître la véritable origine de cette découverte. *Le Moniteur*, qui publia ces célèbres leçons, ne rectifia pas l'erreur. Mais M. Broussais a publié un livre sur le choléra, et il s'est empressé de proclamer qu'il n'était pas à sa connaissance que d'autres avant moi, en France, eussent employé la glace contre le choléra épidémique.

De toutes parts je vois ou j'entends dire *ma méthode*, quand on parle du choléra; j'ai soigneusement évité de me servir de cette forme de dire, car je ne reconnais à personne ce droit. En effet, la calorification extérieure n'est-elle pas une des bases principales du traitement? n'est-elle pas mise en pratique par quiconque approche un cholérique? Voilà donc un puissant agent thérapeutique qui n'appartient exclusivement à personne. Nul, dès lors, n'a le droit de se l'approprier, et de dire *ma méthode*.

Je vais plus loin : je soutiens qu'il n'en existe pas encore d'*absolue*; on ne la possèdera que du moment que l'on aura trouvé 1° la cause *spéeifique* du choléra; 2° le modificateur direct, également *spécifique*. Or, il nous faut encore attendre.

Mais s'il n'existe pas de méthode spéciale, il en est une générale; c'est la science qui apprend à faire, autant que possible, une appréciation juste des divers phénomènes de la vie qui se passent dans l'homme malade aussi bien que dans l'homme en santé; c'est celle qui enseigne quels sont les agens qui entretiennent l'harmonie de l'organisme, ceux qui détruisent cette harmonie, ceux enfin qui peuvent la rétablir.

C'est cette science qui rend le médecin capable de donner, de la manière la plus satisfaisante, la solution du problème que *chaque* malade lui présente à résoudre.

Cette science est, pour le dire en un mot, la

doctrine physiologique. Ce n'est pas ailleurs que
j'ai puisé mes inspirations pour administrer *à priori*
la glace; M. le docteur Lanyer a su en déduire
l'emploi de la saignée, qu'il a si heureusement mise
en pratique le premier en France. Enfin, c'est à
leur étude de la doctrine physiologique, que
MM. les docteurs Filhos à Villiers-le-Bel, et Clerc
à Saint-Germain, doivent leurs succès récens dans
le traitement des cholériques.

Disons-le hautement, parce que c'est la vérité :
jamais les services que le célèbre professeur du
Val-de-Grâce a rendus à l'humanité ne jetèrent
autant d'éclat que dans la question du choléra, et
jamais pourtant il ne rencontra des adversaires
plus opiniâtres; mais des regrets amers les atten-
dent, tandis que la doctrine nouvelle, marchant
de succès en succès, devient l'ancre de salut par-
tout où le choléra fait sa hideuse invasion.

CONVERSATIONS

SUR LE

CHOLÉRA-MORBUS

OBSERVÉ A PARIS EN 1831 ET 1832.

PREMIÈRE PARTIE.

§ Ier.

Le choléra-morbus règne dans l'Inde depuis longues années. Les médecins anglais, à cause de leurs relations intimes avec ces contrées, ont eu occasion d'observer ce fléau, et se sont livrés à des recherches nombreuses pour le saisir dans sa nature, et le combattre dans ses résultats. Aussi nos voisins sont-ils depuis long-temps en possession d'une foule d'ouvrages qui traitent du choléra-morbus.

Les médecins français, au contraire, ayant très peu de communications avec l'Inde, étaient restés comme étrangers à l'étude de cette maladie. Il en est un cependant, M. le docteur Gravier, qui, en sa qualité de médecin du roi à Pondichéry, a observé ce terrible fléau depuis environ vingt ans et en 1826 il vint à la Faculté de Paris présenter, dans un acte public, le résultat de son observation.

M. le docteur Gaubert rendit compte, dans les *Annales physiologiques*, t. 2, p. 267, de la thèse de M. Gravier.

Son travail est une savante monographie du choléra-morbus, et aussi complète qu'il est permis de la désirer pour l'époque où il écrivait.

M. le docteur Lanyer s'est livré à des recherches aussi étendues que savantes sur les écrits des Anglais et des Anglo-Américains sur la maladie. Il a, comme M. Gaubert, déposé dans les *Annales* une série d'articles dont la lecture attache autant par la nature du sujet que par le style animé et brillant de l'auteur.

Ce médecin distingué fait, entre autres choses, remarquer que les médecins anglais, ceux même qui paraissent le moins disposés à adopter les principes de la doctrine physiologique, regardent la saignée comme un des moyens les plus puissans pour combattre le choléra-morbus.

On le voit donc, c'est dans les *Annales physiologiques* que les médecins français pouvaient venir puiser, comme à une source abondante et féconde, des données sur la maladie.

Tel était l'état de la question en France, lorsque, il y a environ quatre ans, le choléra, franchissant ses limites du Gange, gagna la Perse, la Russie, et enfin l'Allemagne. Cette marche vers les frontières de la France jeta l'alarme dans notre patrie, et chacun craignit de voir le fléau envahir le foyer domestique.

§ II.

C'est dans cette disposition générale des esprits que, dans les premiers jours du mois de mars de l'année dernière, me trouvant chez M. le comte Charles de Rémusat, la conversation tomba incessamment sur le choléra.

« Pensez-vous que ce fléau gagne la France, la capitale?

» — Je le pense; j'en suis pleinement convaincu. Voyez, en effet, son point de départ et le chemin qu'il a parcouru, en traversant les diverses contrées qu'il a ravagées, sans que la variété des climats, les mers et les montagnes glaciales de la Russie aient arrêté sa marche ni modifié son action violente. L'homme s'étonne et s'irrite de son humiliante impuissance contre un pareil fléau. Les distances qu'il a déjà franchies font certainement craindre que la France ne le voie paraître vers le mois de septembre prochain au plus tard.

» Je ne vois, pour l'idée contraire, qu'une chance favorable, c'est celle-ci : Les causes qui lui ont donné naissance doivent avoir une fin ; aura-t-elle lieu avant qu'il n'atteigne la France? c'est ce qui est possible : voilà notre seul espoir. Mais voyez la base mobile sur laquelle il repose.

» — Pensez-vous que ses ravages seront aussi considérables qu'ils l'ont été dans l'Inde et le sont encore dans le nord de l'Europe?

» — J'espère que non.

» — Je partage votre espoir, me dit alors mon honorable interlocuteur. » Et, pour appuyer son assertion, il se livra, avec la sagacité qui le caractérise, à des digressions sur l'influence que doivent apporter dans une pareille maladie les différences de climats où vivent les peuples, leurs mœurs, leurs habitudes, les institutions publiques, et enfin tout ce qui constitue l'économie générale et particulière des nations.

« A vos raisons, lui dis-je, que j'admets sans restriction, j'en ajouterai de nouvelles qui sont plus particulièrement de mon domaine : c'est dans la médecine que je vais les puiser.

» Le célèbre professeur Broussais et ses disciples, loin de s'en laisser imposer par la faiblesse extérieure où est plongé le cholérique qui vient d'être frappé, portent leurs regards, leur investigation plus avant; ils interrogent les viscères, foyers de la vie, et ils reconnaissent qu'ils vont être anéantis par une congestion sanguine qui se forme rapidement. Ils saignent alors, au lieu de prodi-

guer intérieurement les médicamens incendiaires,
qui ne feraient, comme vous le concevez sans
effort, qu'ajouter un nouvel agent de destruction
à celui qui existe déjà.

» Ne croyez pas, monsieur, que mon langage
soit l'expression d'une théorie hasardeuse et purement spéculative : les faits ont déjà confirmé ces
principes. M. Gravier, disciple éclairé du célèbre
fondateur de la doctrine physiologique, a traité,
dans l'Inde, par cette méthode, une foule de cholériques avec le plus grand succès, et cela con-
trairement aux méthodes adoptées dans ce pays.
Tels sont les nouveaux motifs qui doivent nous
faire espérer que le fléau sera moins terrible chez
nous qu'ailleurs.

» — Je me livre comme vous à cet espoir ; mais
quelle est votre opinion sur la question qui s'agite
avec tant d'ardeur, et depuis si long-temps, parmi
les médecins ? Le choléra est-il épidémique ? est-il
contagieux ?

» — Ces questions sont délicates, et pourtant,
quoique nous les traitions dans une conversation,
je vais faire mes efforts pour y répondre.

» Quant à la nature épidémique du choléra, elle
ne me paraît pas douteuse. La seule apparition
d'une maladie qui envahit une cité, un pays, un
empire, et qui revêt en général les mêmes caractères, doit être considérée comme épidémique.

»La contagion! ce mot présente une idée complexe, qui ne peut être bien saisie qu'en la divisant.

1° Par sa nature propre, le choléra n'offre rien de véritablement contagieux.

»Supposez en effet un homme atteint de ce mal au plus haut degré ; transportez-le dans une habitation où les courans d'air soient habilement ménagés, et dont le site s'élève au dessus des terrains plats, loin d'eaux stagnantes et bourbeuses ; qu'autour de cette demeure il règne une végétation vive et une atmosphère animée par l'arome qu'exhalent des arbustes odoriférans, approchez-vous sans crainte de ce cholérique ; il ne vous communiquera pas son mal.

»Mais supposez dans le même lieu un individu atteint de la petite-vérole, de la rage ou de la syphilis ; que le poison qu'il porte dans son sein soit transmis à un homme en santé, vous les verrez bientôt tous deux infectés du même mal. Voilà la vraie contagion, la seule incontestable ; mais, vous le voyez, le cholérique ne présente aucun des caractères de cette faculté contagieuse.

»Mais quittez ce lieu, et descendez dans un terrain fangeux, marécageux, où s'élèvent çà et là quelques misérables cabanes, dont l'intérieur est ouvert à tous les courans d'air, triste demeure d'une nombreuse famille que la misère et le besoin dévorent ; placez-y un cholérique , et gardez-vous de douter qu'il ne puisse infecter de son mal les personnes qui l'entourent.

» De là passez dans les rues étroites des grandes villes , dans ces maisons où languissent des familles entassées ; là aussi le choléra se généralisera par sa contagion.

» Transportez-vous encore par la pensée dans ces cachots infects et humides où tant de malheureux sont tourmentés par les chagrins ou les remords, et ne reçoivent qu'une nourriture grossière; qu'un cholérique habite aussi ces lieux de malheur, n'en doutez pas, la maladie qu'il porte aura bientôt atteint ses compagnons d'infortune. Je ne nie pas que l'influence de l'épidémie ne vienne exercer son empire, et bien mieux encore dans ces lieux qu'ailleurs ; mais je soutiens que, par le seul fait de ce séjour, sa maladie peut se transmettre.

» N'est-il pas vrai que les corps laissent constamment échapper des émanations qui finissent même par vicier l'air si on ne vient pas les dissiper par des ventilations? Comment donc ne pas croire que des individus frappés d'une maladie violente qui provoque des déjections si abondantes et des transpirations si fortes, ne soient pas dans des conditions plus puissantes pour vicier l'air de ces réduits obscurs? Voilà la contagion par infection,

et qui certes n'est pas moins active dans les circonstances que je viens de supposer que la contagion
qui s'opère de corps à corps. Si quelqu'un en dou-
tait encore, je le prierais de me prouver son incré-
dule conviction, en allant s'enfermer dans un de
ces lieux où le choléra règne avec la misère et le
malheur,

» L'objection que dans les hôpitaux on ne voit
pas le fléau devenir contagieux ne me semble pas
fondée ; car ces établissemens offrent tout ce qui
peut atténuer l'action de l'atmosphère cholérique.

» — Votre division de la contagion me paraît ra-
tionnelle, et je vois, monsieur, qu'au moyen de la
voie par infection, toutes les maladies épidémiques
nous menacent de devenir contagieuses. Quant à
l'épidémie, vous vous êtes borné à une définition
qui n'exprime qu'un fait, et vous avez passé sous
silence les causes, et c'est, selon moi, le côté le plus
intéressant de la question.

» — Je ne nie pas, monsieur, tout l'intérêt de
cette question ; mais je l'aurais volontiers passée
sous silence : c'eût été me tirer d'embarras , car on
n'aime pas à confesser son ignorance. Mais puisque vous me forcez dans mes derniers retranche-
mens, il faut bien vous dire que j'ignore absolument les causes premières d'une épidémie quelconque. Ces causes prennent-elles spontanément
naissance dans l'immensité des airs, ou bien s'é-

lèvent-elles d'émanations de la terre? c'est encore ce que j'ignore. Qu'on analyse l'air en ces temps de calamités, dans les lieux mêmes où le fléau fait les plus grands ravages, on n'y trouvera pas, je vous proteste, une molécule, un atome qui nous dise pourquoi la petite-vérole, la rougeole, la peste, le choléra et tant d'autres épidémies viennent fondre, pour le dévaster, sur un point quelconque du globe.

» Vous la voyez donc, cette ignorance qui règne sur la nature des causes premières des épidémies, causes que l'on peut regarder comme impondérables et impalpables, puisque l'homme, dans ses investigations les plus opiniâtres et les plus réfléchies, n'a pu encore les saisir.

» Toutefois il est des causes secondaires et que l'expérience a démontrées comme très puissantes à favoriser le développement des causes premières des épidémies, et surtout de celle dont nous nous entretenons en ce moment.

» Ces causes sont les émanations qui s'élèvent des lieux malsains, marécageux, des cloaques, etc. Vous pressentez sûrement mon opinion sur les cordons sanitaires. Quelle puissance, en effet, peuvent-ils avoir sur une cause impalpable, qui réside dans l'atmosphère? Leur création n'a certainement été imaginée que d'après cette opinion qui, faisant abstraction des causes premières, persennifie le mot *choléra*, en lui donnant une forme saisissable, opinion, ainsi que je viens de vous le démontrer, aussi erronée que contraire aux inté-rêts des peuples.

» — J'embrasse en général vos pensées; néan-moins il me reste quelques doutes sur les quaran-taines. Penseriez-vous qu'elles sont aussi inutiles que les cordons?

» — Je n'oserais répondre d'une manière positive ni négative à cette question. J'ai dit en effet, en parlant de la contagion, que l'atmosphère était viciée par les émanations des corps malades. Ces émanations ne peuvent-elles pas pénétrer les bal-lots de laine, de coton, que le commerce trans-porte des pays infectés dans des contrées qui ne le sont pas? Sans pouvoir positivement démontrer cette infection, j'avoue que j'hésiterais à la nier, et par conséquent à rejeter d'une manière absolue les quarantaines auxquelles on soumet ces objets. Quant à celle des individus, j'avoue que je ne les crois pas plus utiles que les cordons. »

Tel est le résumé, et j'oserais presque dire le *mot à mot* de cette conversation. Mes opinions ont-elles changé depuis lors? c'est ce que l'on verra bientôt.

§ III.

C'était alors que l'héroïque et infortunée Pologne luttait contre les armes moscovites, qui traînaient après elles le double fléau de la famine et du choléra. Le comité polonais de Paris fit un appel aux médecins français, et soudain on vit accourir de toutes parts une foule de jeunes hommes pleins de science, de patriotisme et de philanthropie, qui volèrent vers cette terre que le Français avait toujours chérie, et qu'aujourd'hui il vénère.

Bientôt après d'autres médecins reçoivent du gouvernement la mission d'aller observer la maladie, dont la marche toujours envahissante menace notre patrie. Ainsi la Pologne voit dans son sein des médecins français qui, avec la conscience de leur haute mission, se jettent au milieu des dangers pour surprendre à ce terrible fléau le secret de le conjurer (1).

Ils parcourent les camps et les bivouacs ; ils recueillent des faits importans. De là ils passent dans les hôpitaux ; ils voient de nombreux cholériques qui s'y trouvent réunis ; les traitemens divers mis en usage sont chaque jour déroulés sous leurs

(1) Plusieurs des médecins envoyés par le comité polonais ont succombé à l'épidémie.

yeux. Juges impartiaux, ils peuvent porter un jugement désintéressé sur telle ou telle méthode, et bientôt, riches des notions les plus variées, ils se hâtent d'en donner communication à Paris, soit à leurs amis, soit aux corps savans. La capitale de la France se voit dès-lors en possession de précieux documens sur ce grand fléau, et il ne se passe pas une séance de l'Institut ou de l'Académie de médecine sans qu'il ne soit lu des lettres ou des rapports venant de la Pologne. L'Académie de médecine, riche de tels documens, nomme une commission pour les examiner, les coordonner, et livrer au public des renseignemens sur les soins à observer en présence de l'épidémie cholérique.

En même temps une foule de brochures écrites hors de l'enceinte de l'Académie sont répandues avec profusion. Enfin les médecins, de retour du triste théâtre de leurs observations, publient de nouveaux documens.

La lecture des premières productions intéressa assurément, parce que tout ce qui touchait le choléra attachait alors vivement les esprits; mais les faits racontés par ceux qui les avaient vus de près furent accueillis avec une sorte de croyance et de respect religieux.

Ce n'est pas le moment de passer ici en revue chaque ouvrage en particulier; c'est un travail désormais réservé à l'historien de la science.

§ IV.

Cependant, tandis que le nord de l'Europe était ravagé par le choléra-morbus, les causes de ce funeste mal commençaient à planer sur la France et même sur la capitale.

Mes pressentimens recevaient déjà leur triste confirmation, ainsi que l'ont prouvé les faits que j'ai rapportés dans les *Annales de la médecine physiologique*, et que je vais retracer ici.

Mais avant d'aborder ces récits, je crois devoir mettre sous les yeux de mon lecteur la statistique du corps des sapeurs-pompiers, où déjà, en 1831, la maladie a commencé à régner.

Le corps des sapeurs-pompiers est composé de 636 hommes, généralement choisis parmi les anciens soldats, caporaux et sous-officiers de l'armée. Passé l'âge de trente ans, ils sont difficilement admis à faire partie de ce corps, et, avant leur admission définitive, le chirurgien-major soumet à un rigoureux examen la complexion de chaque individu. S'il est atteint de la plus légère infirmité, ou s'il ne présente pas une organisation forte, il est rejeté.

Le nouveau chef qui commande ce corps exige de plus que le postulant sache écrire.

Des écoles sont établies, où l'homme studieux

peut se perfectionner dans l'écriture et les premiers élémens du calcul.

Les alimens qui servent à la nourriture du pompier sont tous de très bonne qualité, et apprêtés avec soin par le cuisinier choisi parmi les pompiers, et qui exerçait cette profession avant d'entrer au corps. MM. les officiers des compagnies portent une active surveillance à ce que le cuisinier observe les règles prescrites; l'officier de santé de service y veille également de son côté, et le chef du corps y exerce aussi son influence salutaire. En général le soldat reçoit une nourriture abondante et variée: le matin, la soupe et le bœuf; à quatre heures, du mouton, du veau ou de la morue, le tout apprêté avec les divers légumes de la saison. Pendant l'été on ajoute du vinaigre à l'eau qu'il boit habituellement dans la caserne. Le régime de chaque quinzaine est uniforme pour toutes les compagnies.

La discipline du corps est en général toute militaire, ainsi que son uniforme, à l'exception d'une ceinture de tissu de laine, que le pompier porte lorsqu'il court aux incendies. Cette ceinture est destinée à offrir un puissant point d'appui aux muscles abdominaux, qui sans cela pourraient s'écarter, et donneraient ainsi lieu à des hernies dans les actes si multipliés de force auxquels le soldat est exposé.

Pour l'utilité et la promptitude des secours à

porter dans l'immense cité, trois casernes sont établies ; l'une rue de la Paix , l'autre rue Culture-Sainte-Catherine, et la troisième enfin rue du Vieux-Colombier, faubourg Saint-Germain.

La caserne rue de la Paix s'élève entre les Tuileries et le boulevard de la Madeleine ; sa construction est bien combinée ; les chambrées reçoivent des courans d'air bien ménagés. Deux cours, l'une oblongue, et l'autre à peu près carrée, sont entourées des cuisines, des réfectoires et des salles d'armes. La cour principale est un petit gymnase où les hommes s'exercent, à des jours et à des heures fixes. Dans un de ses coins sont placées les latrines, près desquelles coule une fontaine abondante qui vient atténuer les effets des miasmes qui peuvent s'élever de ces latrines.

La salle de police et le cachot pourraient être mieux disposés. Aussi, sans nuire à la discipline, les hommes qui subissent une peine reçoivent dans cette caserne comme dans les autres la permission de se promener dans la cour pendant une heure ou deux de la journée , et quelquefois plus long temps ; mais alors la chose est déterminé par l'officier de santé de service.

Les habitations qui entourent cette caserne sont généralement bien construites ; elles renferment une population riche, ou au moins aisée. La compagnie qui loge dans ce local se compose, comme toutes les autres, de 153 hommes, y compris MM. les officiers, qui généralement ont de la famille, ainsi que quelques sous-officiers, ce qui donne une augmentation de population dans la caserne.

Le chirurgien-major en outre y a son logement.

La caserne Culture-Sainte-Catherine, située près de la Bastille, est vaste, spacieuse ; les chambrées en sont convenablement disposées et bien aérées ; la plupart dans la direction du midi, du nord et de l'est. Deux cours, l'une fort grande, et l'autre bien davantage encore, viennent ajouter à la masse et à la pureté de l'air qui circule dans les chambrées.

Dans un des coins de la première sont les latrines, dont les émanations ne viennent que difficilement jusqu'aux hommes. Le cachot et la salle de police, qui donnent sur cette cour, sont sains et convenablement aérés. Au rez-de-chaussée se trouve la salle d'armes, où les sapeurs viennent à leur gré s'exercer à l'escrime. Dans la grande cour, que des jardins entourent du côté du nord, s'élève un grand gymnase composé de machines variées : c'est le gymnase-modèle. Les soldats de cette compagnie, et souvent ceux des autres, s'y livrent aux jeux gymnastiques, sous la direction de M. le lieutenant Schreuder. Cet officier, qui a acquis, sous le colonel Amoros, une grande habileté dans ces sortes d'exercices, y a joint, d'après les principes de son maître, une étude physiologique à la fois et philosophique, nécessaire au vrai gymnaste.

La cuisine est belle et bien située : tout près se trouve le réfectoire. Cette caserne, quoique placée dans un quartier populeux, n'est entourée que de maisons peu élevées, et qui par conséquent renferment une population peu nombreuse. La rue Culture est d'ailleurs assez large. 153 hommes, plus quelques ménages, habitent cette caserne.

La caserne de la rue du Vieux-Colombier est moins heureusement située que les deux autres ; elle est entourée de rues étroites et infectes, de maisons fort élevees et généralement habitées par une population pauvre et nombreuse. C'était une maison particulière. Rien n'est convenablement disposé pour sa destination actuelle ; le corps-de-garde est obscur, la salle de police et le cachot malsains ; une cour étroite, au fond de laquelle sont les latrines, qui répandent une odeur infecte que l'étranger qui pénètre dans cette etroite enceinte peut à peine supporter.

Un bâtiment à cinq étages entoure cette cour, sur laquelle donnent les croisées des chambrées, qui reçoivent ainsi un air nécessairement malsain. Les escaliers qui y conduisent sont étroits et rapides. Le rez-de-chaussée est humide. La cuisine est belle ; mais ce local etant privé de réfectoire, les hommes sont forcés de manger dans les chambrées, ce qui vient ajouter encore à l'insalubrité de l'air.

C'est dans ce lieu qu'on a caserné deux compagnies de 153 hommes chacune, plus les ménages de MM. les officiers et sous-officiers. Les chambres de ces derniers sont au plus haut étage, et donnent sur des corridors étroits et obscurs.

Le service de ce corps est spécial ; il se divise de la manière suivante :

Le pompier est soumis aux exercices du fusil, aux manœuvres militaires et à celles de la pompe. Tous les jours à peu près la moitié du corps est répandu dans les divers postes de Paris, pour veiller, sous le rapport des incendies, à la garde de la ville. Les théâtres réclament aussi tous les soirs un certain nombre d'hommes, et trois restent constamment dans chaque salle pendant la nuit. Les corps-de-garde des théâtres renferment une pompe, et sont généralement humides et malsains. 150 pompiers environ habitent tous les jours ces corps-de-garde pendant la durée des représentations ; ils ne rentrent à la caserne que vers minuit. Joignez à ce service pénible celui des incendies qui éclatent dans la ville, et vous aurez une idée des fatigues auxquelles est condamné ce corps si éminemment utile. Le soldat ne passe pas plus de quinze nuits au lit chaque mois.

Il serait trop long d'énumérer ici tous les services qu'il rend à la société ; mais je ne puis finir cette notice sans exprimer combien je m'estime heureux, après un service de vingt-cinq années dans des corps d'élite, de faire partie d'un corps dont tous les individus qui le composent ont presque uniquement pour but dans leurs actes d'être utiles à leurs concitoyens. C'est probablement à l'accomplissement de ces actes de bienveillance qu'est due cette aptitude toute morale qui règne parmi les sapeurs-pompiers. Il n'est, je crois, pas un exemple que l'on pût citer d'un acte d'indélicatesse ou d'improbité, quoique, dans les cas d'incendie, les objets les plus précieux soient souvent à leur disposition.

On le voit, les pompiers de chaque caserne sont tous absolument dans une situation semblable, excepté pour le logement ; or, voici ce qui s'est passé à la caserne du Vieux-Colombier.

Le 3 août 1831, dix-sept sapeurs-pompiers casernés rue du Vieux-Colombier, à Paris, furent en quelques heures atteints de crampes d'estomac, de coliques, de vertiges, de vomissemens de matières floconneuses, et de selles abondantes dont il me fut impossible de constater la nature.

Ne pouvant reconnaître à cette invasion soudaine de dix-sept affections à forme cholérique aucune cause appréciable à nos sens (excepté l'encombrement de deux compagnies dans un même local), je dus l'attribuer à une cause générale, résidant dans l'atmosphére, et qui a échappé jusqu'à ce jour aux investigations des observateurs.

Le traitement adopté fut le suivant :

1° Frictions sèches sur toute la surface du corps ;

2° Bain général chaud ;

3° Trois demi-lavemens d'eau froide dans la journée, et un quatrième le soir, composé avec trois onces d'eau tiède et cinq gouttes de teinture de Rousseau ;

4° De temps en temps quelques morceaux de glace à tenir dans la bouche, de manière à ne la faire pénétrer dans l'estomac que fondue et en petite quantité à la fois, ayant ainsi reçu la température du corps du malade;

5° La diète absolue.

Les bons effets de ce traitement simple ne se firent pas long-temps attendre : les dix-sept malades purent reprendre leur service le quatrième jour. Il est vrai de dire, et je me hâte de le proclamer, qu'aucun d'eux n'avait présenté des symptômes vraiment alarmans.

Le 4 septembre 1831, vingt-deux sapeurs-pompiers de la même caserne furent atteints en quelques heures de symptômes analogues à ceux des malades du mois d'août, mais à un degré beaucoup plus intense. L'histoire d'un seul cas fera comprendre à quelles souffrances furent en proie ces vingt-deux malades.

Un sapeur âgé de trente-deux à trente-trois ans, brun, de la taille de cinq pieds trois pouces environ, largement constitué, fortement musclé, et ayant un embonpoint passable, homme sobre et observateur sévère de ses devoirs militaires, partit de la caserne à onze heures du matin, pour se rendre à un poste qui lui était assigné dans la ville. A son départ, ce soldat ne ressentait aucun malaise; il était très bien portant. A peine arrivé à son poste, il est pris de vertiges et de douleurs atroces à l'estomac; on le conduisit aussitôt à la caserne, et à midi j'observai, conjointement avec mon excellent collaborateur M. le docteur Arbel, ce qui suit :

Les yeux étaient caves, enfoncés dans les orbites, et entourés d'une espèce de plaque circulaire noirâtre d'environ six lignes de largeur; les pupilles étaient dilatées; le regard était immobile, et présentait l'aspect de celui d'un homme qui meurt dans une agonie lente et sans tumulte; la peau de la face était contractée et comme fortement appliquée sur les os, ce qui pouvait faire croire que le malade était prodigieusement maigri, et une pâleur terreuse se répandait sur tout le visage; la langue pâle et très blanche; je ne puis dire si elle ait froide ; le pouls battait, mais lentement; la chaleur des extrémités était considérablement diminuée , mais n'avait pas complètement disparu ; sous les aisselles elle était à peu près dans l'état normal. Ce soldat chancelait sur ses jambes ; je le fis s'asseoir, je le questionnai. Ses réponses furent : Tous les objets paraissent tourner autour de moi ; ma vue est trouble, j'éprouve une douleur extrême à l'estomac, comme si l'on me tordait cette partie du corps. La voix de ce malade était éteinte, ses paroles s'échappaient par monosyllabes.

J'ordonnai qu'on lui ôtât l'uniforme et qu'on le conduisît au bain. Il fut à l'instant déshabillé, mais aussitôt l'on vint me dire qu'il était impossible qu'il fût mis au bain. Je me transportai vers lui ; il était debout, son aspect annonçait que les symptômes, dans l'espace de cinq minutes, avaient pris une grande et profonde intensité. Il ne pouvait presque plus laisser échapper une parole ; il chancelait plus fort... tout-à-coup il tombe à mes pieds, non pas dans un état convulsif, mais comme tomberait un homme ivre.

Le traitement prescrit le 4 août, fut ordonné à ces nouveaux vingt-deux malades ; mais l'homme qui fait le sujet spécial de cette observation, au lieu de s'y soumettre, prit du thé et du vin chaud ; il vomit toute la journée, il eut des coliques et des **déjections abondantes. Dans la soirée, il était** dans la gastro-entéro-colite aiguë. Je le soumis au traitement que réclame cette maladie, qui ne fut dissipée qu'après quinze jours de souffrances, qui elles-mêmes furent suivies, pendant quelques semaines, d'un état valétudinaire ; il se rétablit enfin, et reprit son service. Ses camarades, quoique atteints avec une égale violence, mais observateurs fidèles du traitement prescrit, purent reprendre leur service le cinquième jour.

Je dois déclarer que la nature des matières rendues par les vomissemens et par les selles ne put être exactement constatée, à cause du défaut de vases pour les recueillir.

Le 4 octobre 1831, à huit heures du soir, accompagné de MM. les docteurs Ledescombes de Liége, Pajot et Casimir Broussais, je me rendis à la même caserne. En y entrant, nous trouvâmes plusieurs sapeurs agités par des douleurs, quelques uns convulsivement. Pendant que nous nous livrions à l'examen de ces malades, plusieurs de leurs camarades furent tout-à-coup saisis, en notre présence, des mêmes symptômes. Le mal se généralisa au point qu'en moins de deux heures, quarante-trois hommes avaient été frappés.

La décomposition des traits, la couleur de la peau, caractéristique de la maladie, le froid glacial des extrémités, la lenteur ou la presque cessation

du pouls, régnaient pendant deux à trois heures
Ensuite la circulation reprenait de l'énergie, et le
pouls se développait peu à peu ; la réaction fébrile
avait lieu ; la chaleur se généralisait, la soif deve-
nait ardente, tandis que, dans la première période
de l'attaque, les malades n'éprouvaient aucun
besoin de boire.

Deux faits, l'un pris au moment de la première
période, l'autre à celui de la réaction, feront connaître tout ce qui a rapport à la série du 4 octobre. Un pompier âgé de vingt-huit ans, blond et
maigre, et néanmoins d'une complexion réguliè-
rement développée, homme d'une bonne conduite,
fut saisi, étant de service dans un poste de la ville,
de symptômes semblables à ceux des malades du 4
septembre. Il monta dans un fiacre pour se rendre
à la caserne ; mais le cahot de la voiture lui occasionait de telles angoisses, qu'on fut obligé de le
descendre, et de le transporter sur un brancard.
Déposé dans son lit, mes confrères et moi le vîmes
une heure après l'attaque. Nous observâmes les
mêmes phénomènes morbides, mais à un degré
plus intense que dans l'observation précédente, et
en outre, le malade étant couché sur le dos, et
en le découvrant, nous vîmes l'abdomen présenter ce phénomène singulier : les intestins semblaient agglomérés autour du nombril. Ils se con-
tractaient en soulevant les muscles abdominaux

d'une façon qui peut être justement comparée au saut d'un petit animal qui bondit dans une pièce de toile où il est enfermé. Ce phénomène de contraction d'organes si peu mobiles fixait toute notre attention, lorsqu'elle fut détournée par les plaintes du malade qui s'écria : « Je souffre bien plus de la cuisse que du ventre (n'est-ce pas là la crampe ?) » et tout-à-coup ce malheureux, par un mouvement convulsif, jette sa tête en arrière, pousse un cri aigu, et vomit des matières abondantes, dont la couleur ne put être reconnue, parce qu'elles étaient répandues sur le sol, et qu'elles ne furent examinées qu'à la chandelle. Aussitôt après ce vomissement, je lui fis prendre une potion légèrement opiacée, et rien autre à boire. Le traitement que j'ai déjà signalé lui fut assigné.

Un autre sapeur, fort et vigoureux, et âgé de trente-deux ans, étant dans la seconde période de l'attaque, avait, par la respiration stertoreuse et bruyante, la circulation fort accélérée ; la face, au lieu d'être blême, était rouge, animée et tuméfiée ; la langue était également rouge, la bouche brûlante et la soif ardente ; il vomissait avec effort.

A celui-là la potion ne fut pas donnée. Sa soif fut étanchée par de petites gorgées d'eau froide et par de la glace dans la bouche. Il fut soumis, d'ailleurs, au traitement que j'avais adopté. (*Voy.* plus haut.)

Le sixième jour il était guéri, ainsi que tous ses camarades, qui furent traités, ceux de la première période, par quelques légers narcotiques ; ceux de la seconde, par les réfrigérans.

L'auteur de cet extrait, le docteur T.... éprouva, le 4 novembre 1831, une attaque de choléra vive.

Il était neuf heures du matin ; il faisait une visite à une de ses malades ; en la quittant, il n'éprouvait aucun malaise. Arrivé à l'antichambre, il fut tout-à-coup saisi :

1° D'une crampe de l'extrémité pelvienne droite.

2° Le pied était convulsivement tourné en haut et en dedans, et malgré lui le malade frappait le sol avec le talon de ce pied.

3° En même temps, une espèce *d'aura epileptica* pénétrait tout son être, et sa vue s'obscurscissait.

4° Il éprouvait un sentiment de *grippement* répandu sur toute la face ; ce qui l'obligeait instinctivement à y appliquer avec force la main.

5° Il se crut dans une attaque d'apoplexie. Il demande à la bonne qui était là : « Suis-je rouge ou pâle ? — Très pâle, monsieur. » Voulant alors gagner son cabriolet, qui était à la porte de la maison, il essaie de faire un pas ; mais il serait tombé s'il n'eût été soutenu.

6° Alors, un sentiment de destruction, d'anéantissement de la vie et de défaillance vint le plonger dans des angoisses affreuses. Il crut à une mort subite.

7° La bonne l'entraîne dans le salon, où était un lit de repos, sur lequel il est placé. La maîtresse de la maison accourt. Elle est aussi effrayée qu'étonnée de trouver son médecin si mal, l'ayant vu très bien portant deux ou trois minutes auparavant.

8°. Les angoisses continuent. Le malade demande à se voir dans une glace. Sa pâleur est extrême; sa langue très blanche, phénomène vital qu'il n'avait jamais pu obtenir dans des maladies antérieures qui avaient réclamé d'abondantes pertes de sang.

9° Le mal augmente avec une rapidité qui a quelque chose de surprenant : l'estomac est comme saisi et comprimé par une griffe de fer. Une douleur non très vive se fait sentir du haut de l'hypochondre droit à la branche du pubis du même côté. L'étendue en largeur de cette douleur pourrait être assez bien représentée par un cordon de deux lignes d'épaisseur. Serait-ce le grand sympathique qui avait été atteint? C'est un fait que je prétends seulement énoncer en termes vagues.

10° Bientôt les nausées redoublent. Le vomissement a lieu. C'est une matière tout-à-fait semblable à de l'eau de riz claire avec quelques flocons qui surnagent sur sa surface, et se répandent dans la profondeur. Ce liquide, quoique n'ayant aucun aspect de la bile, laisse pourtant sur son passage dans la bouche une amertume incisive.

11° Un froid glacial s'empare successivement des orteils et des doigts des pieds et des mains, des jambes et des avant-bras, des rotules et des coudes. Les ongles deviennent violets.

12° La sensibilité est pervertie sur plusieurs endroits du corps ; le malade, en y promenant l'extrémité des droigs, éprouve un sensation que ferait ressentir une espèce de duvet.

13° Bientôt un claquement affreux des dents et des convulsions de tous les membres éclatent. Celles-ci sont si profondes, que les muscles des cuisses, même les plus intimement fixés au fémur, frémissent en se bosselant.

14° M. le docteur de la Corbière, que M. T.... venait de quitter, et qu'on était allé chercher passage Feydeau, était témoin de cette scène de douleur et de tumulte.

15° L'intelligence reste nette et pure, et voici la preuve de cet étrange phénomène : M. le docteur Lanyer entre. C'est un médecin profondément instruit, et un homme qui sent vivement les impressions. Le malade reconnaît sur les traits agités de son ami qu'il pénètre la nature de la maladie qu'il a sous ses yeux. A l'instant, il lui fait signe de la main de garder le silence ; lorsque le claquement des dents qui l'empêchait d'articuler une seule parole eut cessé, il dit : « Oui, vous avez raison, vous reconnaissez mon mal. »

16° Ce langage d'action, et tout à la fois mystérieux, était adopté par le malade pour ne pas jeter l'alarme dans la maison étrangère où il avait été, pour ainsi dire, foudroyé.

17° Remarquez que tous ces accidens, qui sont vraiment l'expression du plus haut degré du désordre de l'organisme, se passèrent en moins de vingt minutes, et que, ni chez le docteur T...., ni chez les autres malades, la pensée de la vie ou de la mort ne fut un instant en jeu. Premier cachet du choléra asiatique.

18° MM. les docteurs Lanyer et de la Corbière virent les traits du malade sillonnés de larges lignes violettes. Deuxième cachet du choléra asiatique.

19° Le pouls battait encore ; mais le froid n'avait pas eu le temps d'atteindre le cœur pour le glacer et le rendre immobile.

20° « Il faut à l'instant vous saigner. — Mais, non ; je suis gelé. Mettez-moi dans un bain chaud ; la réaction s'opèrera ; vous me saignerez alors. — Non ! je vous proteste, s'écria M. Lanyer ; la congestion s'avance vers les viscères ; elle va grand train; il faut la conjurer; il en est temps encore; laissez-vous saigner; nous en acceptons toute la responsabilité. »

21° Cette profonde conviction gagna enfin le malade, et il dit : « Tirez trente onces de sang, car il n'y a pas une demi-heure que j'étais fort vigoureux, et même avec tous les attributs du tempérament sanguin. »

22° Trente onces de sang ne furent pas ôtées, mais seulement vingt-huit;

23° Qu'arriva-t-il? Pendant que le sang s'échappait par une assez petite ouverture, le calorique regagnait les extrémités que naguère il avait abandonnées. Les vomissemens et les nausées cessèrent, et le fastidieux tournoiement de tête s'évanouit. Le malade fut aussi heureux que surpris de pouvoir se tenir debout, et de faire, sans être soutenu, quelques pas pour se plonger dans le bain;

24° Le bain vint ajouter quelque chose aux effets magiques de la saignée. Le malade y causa avec gaieté ; il se croyait guéri sans retour.

25° Après être resté une heure dans une eau à haute température (32°), il fut enveloppé de couvertures de laine chaudes, et frictionné avec de la flanelle sur tout le corps. La réaction eut bientôt lieu ; le cœur battit avec force, la fièvre s'alluma.

26° Cet état de réaction parut être partagé par l'organisme en entier; mais l'estomac, qui était le siége d'une irritation chronique, donna des signes d'une sensibilité qui pouvait faire présager une apparition prochaine d'une véritable phlegmasie aiguë de cet organe. Une transpiration ne pouvait s'établir.

27° M. Casimir Broussais, son illustre père, et M. Gaubert, accoururent; et, à la grande satisfaction du malade, quarante sangsues furent appliquées le soir sur la partie de l'estomac qui correspondait au point le plus sensible. La nuit fut fort agitée; il y eut quelque peu de délire. Toutefois le malade fut le lendemain en état de se faire transporter chez lui, et ce mal, qui ressemblait à la mort, fut conjuré par une médecine aussi hardie que savamment combinée.

28° Le malade, néanmoins, resta long-temps travaillé par des nausées que l'ingestion de la plus petite quantité d'un liquide lui occasionait; et dans l'espace de dix-sept jours, il ne rendait pas deux onces d'urine dans les ving-quatre heures. Autre cachet du choléra. Il resta souffrant et valétudinaire.

C'est ici le moment de faire connaître comment j'ai été conduit à l'emploi de la glace, et de bien préciser l'époque de cet emploi :

D'après ce que j'avais lu sur le choléra asiatique, je voyais dans cette maladie deux grands phénomènes vitaux :

Le premier se passant dans le système nerveux en général, le second dans le système gastrique en particulier, l'estomac étant constamment dans une forte contraction, dans un état de spasme violent.

Je me disais : si des malades se présentent à moi avec de tels phénomènes, je me garderai bien de prodiguer, comme on le fait dans l'Inde et dans le nord de l'Europe, les stimulans, les échauffans, les toniques chauds, les purgatifs; mais j'administrerai la glace, d'abord comme sédatif du système nerveux, et puis comme propre à calmer la soif dévorante, sans forcer, à cause de son peu de volume, l'estomac à une forte distension. Mon but était d'éviter par là l'inconvénient des boissons abondantes, que je savais ne pouvoir être supportées dans les gastrites au plus haut degré d'acuité. C'est même sur ce dernier fait que repose un des principes pratiques de la doctrine physiologique.

L'occasion ne se fit pas attendre. Le 4 août 1831, elle me fut offerte. A l'instant, la glace fut administrée. Le succès couronna toutes mes espérances. J'en fis part aussitôt à tous mes confrères, et dans le cahier des *Annales physiologiques* de novembre 1831, je consignai quatre-vingt-trois faits, tous confirmatifs des avantages de ce médicament que les cholériques prennent avec un plaisir extrême.

A cette époque, nul médecin n'avait songé à cette médication, qui, depuis, a été généralement adoptée, même par les plus récalcitrans à la doctrine physiologique.

Quant à la saignée, il est évident que M. le docteur Lanyer est celui des médecins français qui le premier l'a mise en pratique dans nos contrées : mais c'est encore une induction de la doctrine physiologique.

FIN DE LA PREMIÈRE PARTIE.

SECONDE PARTIE.

CHOLÉRA-MORBUS DE PARIS (1832).

§ Ier.

Je ne doutais nullement que les affections morbides que j'avais observées en 1831 à la caserne
du Vieux-Colombier, et sur moi-même, ne fussent
le véritable choléra-morbus asiatique. Elles ne res-
semblaient en effet à rien de ce que j'avais vu pendant une pratique d'environ vingt-cinq ans sur
plusieurs points de l'Europe.

Néanmoins aussitôt que l'épidémie frappa de
nouveau la capitale en 1832, j'accourus auprès de
ses victimes pour éclairer définitivement mon jugement. Je n'acquis que trop tôt de nouvelles
preuves propres à fortifier ma conviction première, quant à l'identité des phénomènes morbides ; mais, sous le rapport de leur intensité, je
reconnus qu'en 1832 elle était plus profonde
qu'en 1831.

Cet état plus grave devait-il me porter à modifier mes opinions sur le traitement que j'avais adopté pour la première fois dans le mois d'août de l'année précédente? Devais-je aujourd'hui rejeter l'usage de la saignée que M. Lanyer avait pratiquée sur moi avec tant de succès, et celui des sangsues que M. Broussais m'avait conseillé, et dont je m'étais si bien trouvé? Je ne le pensais pas. Aussi, malgré les opinions contraires qui prétendaient régner despotiquement, je persistai, et je résolus de traiter les nouveaux cholériques d'après les mêmes principes que les premiers.

Deux champs étaient ouverts à mon observation : le premier dans le corps des sapeurs-pompiers ; le second par ma clientèle en ville.

§ II.

J'ai fait connaître ailleurs la statistique ordinaire du corps des sapeurs-pompiers ; voici quelles furent les modifications qui furent apportées dès le début de la seconde épidémie.

1° Les alimens se composèrent seulement de viande et de légumes secs, les pommes de terre et les haricots exceptés.

2° Une tasse de thé fut donnée chaque matin à chaque homme.

3° Une ration de riz et de vin leur fut journellement distribuée.

4° Chaque soldat reçut deux paires de chaussettes de laine.

5° La veste sous la capote devint la tenue journalière.

6° La punition du cachot fut supprimée ; celle de la salle de police rarement infligée.

7° La retraite battue de bonne heure forçait le soldat à rentrer à la caserne au soleil couchant.

8° Le service de rigueur fut le seul imposé.

9° La caserne du Vieux-Colombier fut dégagée de cinquante hommes, auxquels on donna un logement dans un local convenable situé dans la rue du faubourg Saint-Martin.

10° Au 10 avril des infirmeries furent établies dans chaque caserne, à l'exception de celle du faubourg Saint-Martin, qui n'offrait pas un local convenable pour cet établissement.

11° Dans chacune de ces infirmeries fut installé un chirurgien pour faire le service sous mon inspection. La caserne du Vieux-Colombier en reçut deux. Ce fut sous ma désignation que MM. le docteur Sanson et l'élève Aubert Godefroy furent placés dans ce dernier poste. M. le docteur Dumont fut envoyé à la caserne du faubourg Saint-Martin, M. l'élève Delplas à celle de la rue Culture-Sainte-Catherine, et mon second, M. le docteur Arbel, vint habiter avec moi la caserne de la rue de la Paix.

12° Ordre fut donné à chaque officier de santé de visiter scrupuleusement tous les matins les hommes de service, et de renvoyer à l'infirmerie celui qui serait trouvé malade ou seulement souffrant.

Malgré ces dispositions nouvelles, au 10 avril la caserne du Vieux-Colombier avait déjà été cruellement frappée. Quatorze hommes atteints du choléra, transportés dans les divers hôpitaux de la capitale, y succombèrent.

Mais, par les dispositions prises le 10 avril, il fut facile de visiter les hommes plusieurs fois dans le jour; et aussitôt que l'un d'eux était atteint, il était transporté à l'infirmerie, où tous les secours lui étaient prodigués par moi ou par mes nouveaux adjoints, qui toujours devaient agir d'après mes vues. M. le docteur Sanson était seul excepté de cette règle générale. Je n'exerçais à son égard d'autre contrôle que celui auquel m'obligeait ma responsabilité personnelle, comme chirurgien major du corps.

Premier fait. — M. le chevalier Paulin, commandant le corps des sapeurs-pompiers, âgé d'environ quarante-cinq ans, d'une bonne santé, mais qui s'était donné beaucoup de peine dans l'établissement des moyens propres à garantir les sapeurs des effets du fléau, fut, le 14 avril, atteint de l'épidémie à un haut degré.

Dans la nuit, à trois heures, je me rendis auprès de lui. Il avait eu des coliques et plusieurs selles; il ressentait des douleurs vives à l'estomac et avait des envies pressantes de vomir. Le froid avait déjà gagné les extrémités et le tronc, mais le cœur conservait encore ses mouvemens, quoique ralentis. La voix était cholérique. La langue bleuâtre, sans être complètement froide, avait perdu de sa température normale; les yeux commençaient à être entourés d'un cercle noir, et le teint à se plomber; les traits n'étaient pas profondément altérés.

Les moyens extérieurs de rappeler la chaleur avaient été mis à l'instant en œuvre. Aussitôt après mon arrivée, cinquante sangsues furent appliquées sur l'épigastre, et la glace administrée à l'intérieur. Le malade en prenait à tout instant, son altération étant extrême, et trouvant d'ailleurs ce médicament délicieux. La transpiration, qui commençait à paraître lors de mon arrivée, devint bientôt abondante; les coliques et les selles, les douleurs de l'estomac et les vomissemens cessèrent aussitôt pour ne plus reparaître. Les autres symptômes diminuèrent assez rapidement pour qu'en moins de huit jours il lui fût permis de rompre la diète sévère à laquelle il était condamné depuis le début de la maladie, qui d'ailleurs ne laissa après elle qu'une faiblesse aux extrémités pelviennes qui subsista pendant quelques semaines.

Deuxième fait. — M. Bourgeois, sergent-major, homme fort, robuste et sobre, âgé d'environ trente-quatre ans, ressentit également l'influence cholérique, mais à un degré plus intense que dans le cas précédent, ce qui me força à recourir plusieurs fois aux évacuations sanguines, aux lavemens froids, dans un desquels je mettais chaque jour cinq gouttes de teinture de Rousseau ; je n'administrais pour tout traitement intérieur que de la glace autant qu'en désirait le malade. La teinte cyanosée, la cavité des yeux et la froideur de la langue persistèrent pendant plusieurs semaines. La guérison complète n'a eu lieu que ces jours derniers. Ces deux malades habitent à l'état-major du corps, qui est situé quai des Orfèvres sur la rive droite de la Seine, et les croisées de leurs appartemens donnent au plein midi. Dans la même maison furent aussi atteints du fléau, mais à un degré peu intense, M. l'adjudant Latour, sa femme et leur domestique. Ces attaques furent guéries par la chaleur extérieure, la glace et la diète, à l'exception de madame, à laquelle je fus obligé d'appliquer quarante sangsues sur le creux de l'estomac.

Une autre remarque à faire, c'est que les trois-quarts des personnes qui logent dans ce local, ressentirent à diverses époques de l'épidémie son influence à un degré plus ou moins fort. Mais le régime dissipa bientôt ces accidens, et je crois aussi l'usage de quelques cuillerées de la potion suivante, dont je dois la connaissance à mon savant collaborateur aux *Annales physiologiques*, M. le docteur Charbonnier.

℞ Teinture de jusquiame,   goultes viij.
   Teinture de gayac,   goultes xij.
  Mettez dans un verre d'eau sucrée.

A prendre trois ou quatre cuillerées dans le cours de la journée.

§ III.

FAITS RECUEILLIS A LA CASERNE DE LA RUE DE LA PAIX,

Par M. le docteur Arbel.

Premier fait. — Le sapeur Texier, âgé de vingt-cinq ans, bien constitué, d'une complexion bonne et d'une conduite régulière, éprouvait, depuis le 8 avril, une diarrhée avec de légères coliques. Cet homme ayant une grande répugnance pour aller se faire traiter à l'hôpital, ne déclara point ses souffrances. Mais le 11 au soir les coliques devinrent violentes, les déjections alvines abondantes, les crampes d'estomac insupportables, avec des vomissemens très fréquens dont la nature ne put être constatée. Transporté à l'instant dans l'infirmerie, il fut réchauffé par des moyens extérieurs, mais le pouls resta petit, concentré, et à peine perceptible. Le froid du corps, qui était général, disparut peu à peu dans quelques heures; mais la face se cyanosa et les yeux devinrent profondément caves; la langue resta froide. (Saignée du bras de dix-huit onces.)

Pendant la saignée, vomissemens assez abondans de matières aqueuses d'abord, ensuite glaireuses et un peu floconneuses blanches. (Infusion de fleurs de tilleul chaude pour boisson, demi lavement d'eau tiède avec dix gouttes de laudanum de Rousseau.)

Pendant la nuit la chaleur revient complètement et le pouls se relève; mais l'anxiété du malade est extrême et aggravée par des vomissemens, des selles, et par la perte du sommeil.

Le 12 au matin, même état de la face et des yeux; langue moins froide et blanche, pouls précipité et petit. La soif est ardente. (Glace substituée à l'infusion des fleurs de tilleul; le malade la prend avec un plaisir extrême; vingt-deux sangsues à l'épigastre. Trois heures après, bain à 32° pendant vingt minutes. A l'issue du bain on l'enveloppe dans quatre couvertures de laine très chaudes; un vase d'eau bouillante est placé aux pieds.)

La soif continue, le pouls se relève, la transpiration s'établit, mais elle ne dure que quelques heures. Les vomissemens sont moins fréquens et moins floconneux; les déjections alvines ont presque cessé ; l'anxiété est beaucoup moindre. Le soir de la même journée la face est moins altérée, le pouls prend de la force et reste toujours fébrile. Les douleurs des membres abdominaux ressemblent plutôt à de la lassitude qu'à des crampes. L'altération est beaucoup moindre, mais il y a somnolence, et la poitrine menace de s'engager. (Continuation de la glace, sinapismes aux pieds et puis aux jambes; quart de lavement froid avec cinq gouttes de laudanum de Rousseau.) La nuit est agitée jusqu'à quatre heures; alors un sommeil un peu agité se déclara pendant une heure et demie.

Le lendemain matin, 13, amélioration sensible de tous les symptômes. (Continuation de la glace jusqu'à midi; le reste de la journée, eau froide pour unique boisson.)

Le soir, l'état général est satisfaisant ; les déjections alvines et les vomissemens ont cessé, le pouls est presque dans l'état normal; mais le malade éprouve une douleur assez vive vers la glotte et le pharynx. (Dix sangsues sont appliquées à la partie antérieure et inférieure du col, et l'infusion de tilleul est substituée à la glace, parce qu'on croit pouvoir attribuer à la grande quantité dont le malade faisait usage les douleurs de la glotte et du pharynx.) La nuit est bonne, et le malade la passe dans un sommeil calme.

Le 14 au matin, bien-être général. (Continuation de l'infusion de tilleul.)

A midi, l'altération redevient pressante. (L'usage de la glace est repris, et il étanche la soif.) Tous les symptômes cholériques ont disparu, et la nuit se passe bien.

Le 15, la convalescence se dessine nettement, et le 16, la guérison n'est plus douteuse. A compter de ce jour, la diète sévère est rompue, et le malade est ramené par une sage gradation aux alimens ordinaires; mais ses forces revenant avec lenteur, il est parti pour la campagne, où il doit passer deux mois.

Deuxième fait. — Villedervant, âgé d'environ trente ans, fort et robuste, d'une conduite régulière, éprouve dans l'après-midi du 11 avril de légères coliques avec des déjections alvines cholériques. Le soir il est dans une grande prostration; les traits sont décomposés, le pouls est très petit, des nausées fréquentes avec des douleurs vives à l'estomac; mais l'état algide n'a pas encore commencé. (A l'instant vingt-cinq sangsues sont appliquées à l'épigastre.) La nuit est agitée et sans sommeil, une transpiration abondante s'établit, la soif est assez vive. (Le malade demande une infusion de tilleul, on la lui donne.)

Le lendemain matin, à la visite, le pouls est plein et large, la soif est vive, la transpiration est supprimée, les jambes sont agitées par des crampes (Glace à l'intérieur et à volonté, cinq gouttes de laudanum de Rousseau dans un quart de lavement d'eau froide). Le soir, le pouls est normal, et tous les symptômes ont à peu près disparu ; la nuit se passe dans le sommeil. Le lendemain, la convalescence continue, et n'offre de remarquable que cette faiblesse des extrémités pelviennes qui succède ordinairement à une attaque de choléra, quelque légère qu'elle soit.

Troisième fait. — Le sapeur Clivat a présenté les symptômes d'une identité frappante à ceux qu'a offerts le précédent. Le même traitement a amené les mêmes résultats.

Quatrième fait. — Le sapeur Rémond, âgé d'environ trente ans, bien constitué, nullement adonné aux excès, entre à l'infirmerie le 24 avril, ayant éprouvé, pendant la nuit, des coliques avec une diarrhée qui l'a obligé d'aller quatre fois. A six heures du matin, il a les traits de la face décomposés, les yeux enfoncés dans les orbites et le pourtour cyanosé; le pouls est très petit et concentré, la respiration est entrecoupée, et le malade se plaint de coliques, d'envies de vomir, de lassitudes générales et d'une espèce d'engourdissement dans les jambes. (Vingt-cinq sangsues à l'épigastre, lavement avec douze gouttes de laudanum de Rousseau, infusion de tilleul, lit très chaud.) Dans la journée, le pouls se relève, une légère transpiration s'établit; il y a peu d'altération. Le soir, le pouls est dans le même état, les coliques ont disparu; il ne reste que quelques borborygmes, mais la gêne de la respiration persiste. (Infusion de tilleul, lavement avec six gouttes de laudanum de Rousseau.) Nuit calme, mais sans sommeil.

Le 25 au matin, la respiration est dans le même état, le ventre n'est sensible qu'à la pression exercée sur l'épigastre, et dirigée du côté du cœur. (Vingt sangsues, de l'appendice xyphoïde à la pointe du cœur; infusion de tilleul, lavement avec six gouttes de teinture de Rousseau.)

Le soir, la respiration est plus libre ; la sensibilité épigastrique et celle qui correspondait à la pointe du cœur ont beaucoup diminué.

Le lendemain, à la visite du matin, le malade est bien; il se croit guéri. (Infusion de tilleul pour tout traitement.)

Le 27, *idem.*

Le 28, le malade éprouve une espèce de gêne, d'embarras dans l'abdomen, un sentiment de pesanteur à la tête, qui, loin d'empêcher le sommeil, paraissait au contraire le provoquer. (Quinze sangsues à l'anus, infusion de tilleul, suppression du lavement laudanisé.)

Le 29, il entre en convalescence; il demande à manger, en éprouvant le besoin pressant. Une soupe maigre lui est accordée, et en quelques jours il arrive aux alimens ordinaires, en observant une sage réserve. La guérison est aujourd'hui parfaite.

Cinquième fait. — Le sapeur G***, homme d'une forte constitution, âgé d'environ vingt-huit ans, habitué à s'enivrer, et persuadé que l'ivrognerie ne pouvait pas favoriser l'invasion du choléra, sort de la caserne, et passe toute la journée dans la débauche. Le soir, étant complétement ivre, il va passer la nuit chez une femme, d'où il ne sort le lendemain, 23 avril, que pour recommencer une journée semblable à la précédente. Il rentre à la caserne après la retraite battue, et dans un état complet d'ivresse. Cet homme méritait certainement le cachot; mais, à cause du règne du choléra, son capitaine ne lui infligea que la peine de la salle de police, où il passa toute la nuit.

Le 24, à six heures du matin, il fut visité et

conduit à l'infirmerie. Il était atteint du *delirium tremens* porté au plus haut degré, auquel venaient se joindre des symptômes cholériques graves. (Quatre-vingts sangsues à l'anus, glace à l'intérieur à volonté.)

Le soir, légère diminution dans le *delirium*. (Vingt gouttes de teinture de Rousseau, glace pour boisson.)

Le 25, au matin, même état. (Saignée du bras, de vingt onces, fragmens de glace, quart de lavement avec douze gouttes de teinture de Rousseau.)

Le soir, le *delirium* est encore moins intense que le matin. (Saignée du bras de seize onces, continuation de la glace pendant toute la nuit.)

Le 26 au matin, le malade déclare qu'il se trouve mieux. (Infusion de tilleul substituée à la glace; bain général à vingt-huit degrés, où le malade reste deux heures.)

Le soir, le mieux se soutient, les symptômes violens de ces deux graves affections sont dissipés; une légère panade est accordée, et en quelques jours le malade sort de l'infirmerie, où il pourrait rentrer bientôt à cause de son inconduite, car il paraît certain que deux jours après sa sortie il s'est enivré de nouveau, malgré les protestations qu'il nous faisait pendant sa maladie.

§ IV.

CASERNE CULTURE-SAINTE-CATHERINE.

Faits recueillis par M. Delplas.

Premier fait. — Le sapeur Thirouin, âgé de trente ans, homme fortement constitué, du tempérament dit bilioso - sanguin, éprouva pendant deux jours, avant de se déclarer malade, des frémissemens considérables dans tous les membres. Le 9 avril au soir, étant de service à l'Opéra, vaincu par des douleurs atroces qu'il ressentait au creux de l'estomac et dans le bas-ventre, il s'en plaignit à l'officier de service, qui de suite le fit transporter dans un fiacre à la caserne. Les crampes et les frissons redoublèrent à son arrivée. M. Aufrey, son capitaine, le fit envelopper dans des couvertures chaudes, fit placer des bouteilles également chaudes le long des extrémités, et lui donna à l'intérieur une infusion de camomille. Bientôt après une sueur abondante se déclara, et le malade se trouva soulagé; ses sueurs augmentèrent jusqu'au jour. M. Arbel, arrivé de bonne heure le 4 au matin, lui pratiqua une saignée de dix-huit onces.

Vers midi, le malade n'éprouvant plus de douleur, se leva, se promena dans la cour, et mangea le quart de ses alimens ordinaires. Dans la soirée, abattu et fatigué, il se couche de bonne heure : la nuit est fort agitée, le sommeil presque nul ; les douleurs de la veille se renouvellent avec plus d'intensité, et il vient s'y joindre une vive céphalalgie. La face était vultueuse, la langue blanchâtre. (Vingt sangsues sur le creux de l'estomac ; infusion de camomille pour boisson). Les douleurs vives de l'estomac disparurent complètement; la nuit se passa dans une sueur abondante, le malade s'endormit à trois heures du matin jusqu'à six. Le 12 au matin, le pouls était à peu près dans l'état normal. Le malade demandant à manger, on lui accorda, vers midi, un léger bouillon; le 13, le quart de ses alimens ordinaires ; le 14, la demie; le 15 et le 16, les trois quarts; le 17, il se sent excessivement faible et abattu, il est rêveur et mélancolique, il accuse un sentiment de pesanteur dans l'estomac. Le 18, la langue est blanchâtre, épaisse et comme tailladée; des frissons parcourent son corps, les mains et les pieds sont très froids. Le malade se tient cependant levé et debout, appuyé sur son lit; ce fut dans cette position que je le vis. Je reconnus une gastrite, résultat soit de la camomille trop long-temps continuée, soit des alimens qu'il avait pris trop tôt. Je fis appliquer à l'instant vingt-cinq sangsues sur l'épigastre. Dans la soirée de cette journée, tous les symptômes de la gastrite, le

froid aux extrémités, la morosité; tout enfin disparut; et au lieu de rentrer dans la scène affreuse
du choléra , ce sapeur passa à une convalescence
qui ne s'est pas démentie; mais le régime et les
boissons froides l'ont favorisée. Il est aujourd'hui
parfaitement guéri.

Deuxième fait. — Le sapeur Frappier, âgé de
dix-neuf ans, d'un tempérament sanguin, éprouve,
dans la nuit du 14 au 15 avril, au poste où il était
de garde, un malaise dans toutl e corps suivi de
frissons, un sentiment de pesanteur à l'estomac
avec de fréquentes envies de vomir, une douleur
vive et profonde autour de l'ombilic.

Transporté à l'instant à la caserne, enveloppé
dans des couvertures de laine, et les extrémités
entourées de bouteilles remplies d'eau chaude, il
présente les phénomènes suivans : froid intense
aux pieds et aux mains, langue et respiration
froide, colique vive, déjections alvines abondantes, consistant en un liquide transparent et floconneux, suspension totale de l'urine, crampes et
contraction des muscles des cuisses et des jambes,
qui font pousser des cris aigus ; mais le froid
n'ayant pas encore gagné le cœur, cet organe s'a-
gite avec force et donne un pouls plein et développé. (Vingt-cinq sangsues sur le creux de l'estomac, une infusion de camomille avec dix gouttes

d'acétate d'ammoniaque; un quart de lavement
avec six gouttes de teinture de Rousseau.) Les douleurs d'estomac disparaissent bientôt, et le dévoiement cesse. La nuit de la journée du 16 se passe
dans une grande transpiration. Dans la soirée le
malade prend un potage léger.

Le 17, la convalescence est déclarée.

Le 18, on force le malade à rester à l'infirmerie.

Le 19, il reprend ses occupations ordinaires,
sans que sa santé en ait été depuis troublée.

Troisième fait. — Le 16 avril, est entré à l'infirmerie le nommé B.; âgé de vingt-huit ans, d'une très
forte constitution, d'un tempérament éminemment sanguin; jouissant habituellement d'une
très bonne santé, ayant la mauvaise habitude de
s'enivrer plusieurs fois par mois. À la suite d'un
excès de ce genre, qu'il avait fait la veille, il fut
pris des symptômes suivans: figure d'un rouge
violacé, sueur froide, abondante, recouvrant tout
son corps, respiration haute et pénible, expecto-
ration difficile, pouls à peine perceptible. Tout-à-
coup à ces symptômes viennent se joindre des vomissemens cholériques avec des douleurs déchi-
rantes des entrailles, des crampes très douloureuses dans les membres. (Une potion composée d'infusion de tilleul, de dix gouttes d'éther sulfurique

et d'une once de sirop de pavot blanc, lui est administrée.) Les crampes disparaissent, et le malade s'assoupit. Réveillé bientôt, par des douleurs d'estomac et des vomissemens d'abondantes matières floconneuses, il s'assoupit de nouveau après cette évacuation. (Dix gouttes d'acétate d'ammoniaque lui sont données dans une infusion de fleurs de tilleul.) La sueur devint plus abondante et la peau chaude. Je vois le malade dans cet état; je fais appliquer à l'instant trente sangsues au creux de l'estomac, j'ordonne la glace à l'intérieur, un quart de lavement froid, auquel j'ajoute dix-huit gouttes de laudanum de Rousseau.

A peines les sangsues ont-elles donné du sang, que les vomissemens et les douleurs disparaissent, le dévoiement cesse, et le malade se proclame guéri.

La nuit du 16 au 17 se passe sans agitation. Le 17 au matin, le pouls est dans l'état normal, mais la langue est encore froide. J'ordonne que le malade reste dans son lit, en continuant l'usage de la glace, et qu'il observe une diète sévère.

Le 18 au matin, quelques alimens sont accordés.

Le 19, la guérison est complète et le malade sort de l'infirmerie; il n'a pas éprouvé de récidive.

Quatrième fait. — Le sapeur Gardon, âgé de

vingt-huit ans environ, fortement constitué, homme habituellement sobre et soldat sévère observateur de la discipline militaire, fut, dès le début de l'épidémie, singulièrement effrayé des ravages qu'exerçait ce fléau. Honteux lui-même de cette terreur que sa raison ne pouvait vaincre, il chercha à se donner du courage en buvant en secret du vin et force liqueurs fortes. Malgré cela il ne cessait de dire à ses camarades : *J'aurai le choléra*. C'est dans cet état moral que ce malheureux jeune homme, sur les trois heures du soir du 21 avril, en allant aux lieux d'aisances, éprouve un étourdissement si violent que, dans la crainte de tomber à la renverse, il appelle du secours. Ses camarades volent à lui, le soutiennent dans leurs bras, et le transportent tremblant et à demi mort à l'infirmerie. On cherche aussitôt à le réchauffer, car c'est le froid glacial seul qui fait son tourment. On l'enveloppe de couvertures de laine. On place le long de ses extrémités des bouteilles d'eau très chaude ; on applique des sinapismes à ses pieds. Pendant une heure, il reste plongé dans un coma profond. Il ne reconnaît plus ses camarades, qui cherchaient à le rassurer. Deux heures se passent ; alors la chaleur et la circulation se raniment ; mais les douleurs épigastriques et les vomissemens, des coliques et la diarrhée se déclarent avec tant de violence, que le malade, en proie à de si vives douleurs, ne peut plus les supporter sans se plaindre. Il crie de toutes ses forces. La circulation générale n'étant pas bien établie, quarante sangsues sont appliquées sur le creux de l'estomac; elles donnent peu de sang, malgré les cataplasmes dont on avait recouvert les piqûres. Un layement fortement laudanisé est administré. Les douleurs épigastriques et abdominales, les vomissemens et la diarrhée cessent, mais les crampes les plus atroces leur succèdent. L'extrait de jusquiame, à la dose de deux grains, administré dans un quart de layement d'eau froide, fit cesser les crampes avec une très grande promptitude; ce qu'on n'avait pu obtenir ni par les frictions avec l'alcool camphré sur les extrémités pelviennes, ni par les sinapismes placés aux pieds et aux mollets.

La nuit du 21 au 22, la sensibilité paraît enrayée par l'état léthargique dans lequel est plongé le malade. Vers trois heures du matin, il paraît sortir de cet état: il appelle M. Delplas par son nom, et lui demande à étancher sa soif. Des morceaux de glace lui sont donnés à volonté. Vers cinq heures du matin, il perd de nouveau tout sentiment, le pouls est imperceptible, et il a quelques légères convulsions.

A six heures je vois le malade; je le trouve dans l'état suivant: cyanosé au plus haut degré, les yeux renversés en haut, le coma profond, le pouls imperceptible, la peau froide et recouverte d'une sueur glaciale et glutineuse; je lui adresse la parole, il se réveille, et me répond nettement. Je lui demande à voir sa langue, il me la montre. Elle porte les traces de la plus vive gastro-entérite. (Quarante sangsues sont appliquées le long du trajet des carotides, des morceaux de glace sont placés dans la bouche du malade, qui conserve assez de raison ou d'instinct pour les faire descendre dans l'estomac. Le pouls, pendant cette journée, ne se relève pas; l'agitation générale est extrême; le soir, vers cinq heures, j'écris à M. Delplas de donner un bain de trente-cinq degrés et de saigner le malade dans le bain même si le pouls venait à se relever; mais il n'était plus temps, tous les symptômes de la journée s'étaient agravés, et à six heures et demi le sapeur Gardon rendait le dernier soupir.

L'autopsie fit voir le sang en caillot dans les artères, les poumons gorgés d'un sang liquide, et celui du cœur en caillot. La membrane muqueuse de tous les intestins offrait, sur plusieurs points de son étendue, des ulcérations profondes; phénomène morbide que j'avais annoncé devoir exister, quand je fis l'examen du malade, et que je regardais comme le résultat des boissons fortes qu'il avait prises immodérément, et contre son habitude, dès l'apparition du choléra.

Cinquième fait. — Le sapeur Marquant, âgé de trente-trois ans, homme fort et vigoureux, du tempérament dit bilieux-nerveux très prononcé, d'un caractère impétueux, ayant fait plusieurs campagnes de mer, et ayant été atteint, aux Antilles, d'un ictère qui avait laissé sur les traits de cet homme une teinté jaune basanée. Ses habitudes, d'ailleurs, étaient celles de l'homme de guerre, sans cependant se livrer à des excès fréquens.

Cet homme est saisi, le dimanche 29 avril, à sept heures du matin, d'un sentiment d'oppression très prononcé, de cardialgie, de frissons par tout le corps, de dévoiement et de vomissemens aqueux. Quelques instans après, le regard devient fixe et morne, les traits de la face expriment une souffrance profonde, l'abattement devient complet, le collapsus est à son apogée, un froid glacial envahit successivement les extrémités et tout le corps, la face devient d'un bleu foncé, les yeux s'enfoncent dans les orbites, et ils sont entourés d'une bande couleur de bronze.

Enveloppé dans des couvertures de laine et transporté à l'infirmerie, on place des bouteilles d'eau très chaude le long de ses membres, qui sont frictionnés avec des flanelles imbibées d'alcool camphré. Des morceaux de glace sont mis dans sa bouche en quantité. Des sinapismes sont appliqués aux pieds.

Trois quarts d'heure après, la sueur devient abondante, et le pouls, qui avait disparu au moment de l'invasion, est plein, développé, et bat avec une force étonnante. Une saignée de 16 onces est pratiquée à l'instant. A dix heures, une autre saignée de 22 onces est également faite. Ce dernier sang est encore cholérique, mais moins que le premier. La réaction ne tombe pas, et une demi-heure après la seconde saignée, soixante sangsues sont appliquées sur l'épigastre. Elles s'emplissent bien, mais les piqûres donnent peu de sang, quoiqu'on ait eu le soin de les recouvrir d'un cataplasme émollient. Jusqu'au soir le malade ne cesse de manger de la glace, le pouls continue à battre avec violence; la face est rouge et animée, la sécrétion de l'urine est toujours nulle, le malade est dans une agitation extrême et difficile à contenir dans son lit, soit à cause de l'impétuosité de son caractère, soit à cause de ses douleurs; et remarquez que je l'avais fait sortir de ses couvertures de laine, pour le mettre dans un lit ordinaire garni de draps, avec la précaution néanmoins de le tenir couvert par quatre couvertures.

A neuf heures de cette même soirée, quarante sangsues sont appliquées sur le trajet des carotides, et, à l'aide de fréquens cataplasmes, les piqûres saignent jusqu'au jour, et le malade ne cesse de manger de la glace pendant toute la nuit.

Le 3o avril, à sept heures du matin, la respiration est plus libre, et les douleurs ont disparu comme par enchantement; mais l'altération est encore grande. J'ordonne de l'eau gommée glacée, et de temps en temps des morceaux de glace à mettre dans la bouche. Peu de temps après ma visite, le malade se plaint de quelques douleurs abdominales. (Un quart de lavement d'eau tiède avec cinq gouttes de laudanum de Rousseau est administré.) Les selles restent copieuses, fréquentes et toujours cholériques, mais sans borborygmes et sans douleur. Trois quarts d'heure après l'administration du lavement, un second quart de lavement est administré avec cinq gouttes de teinture de Rousseau mise dans de l'eau très froide. Aussitôt après l'administration de ce lavement froid, le malade urine pour la première fois depuis sa maladie, et rend à peu près six onces d'urine claire.

Vers les dix heures du soir le pouls reprend assez de développement pour nécessiter une saignée du bras de dix onces. La nuit du 3o avril au 1er mai est fort agitée; le sommeil est nul, l'haleine est froide, les yeux sont tournés en haut et recouverts à moitié par les paupières, et le malade répond avec peine aux questions qui lui sont adressées.

A sept heures du matin, cinq gouttes de teinture de Rousseau dans quatre onces d'eau froide sont administrées en lavement; l'eau de gomme glacée est supprimée et remplacée par des morceaux de glace. Bientôt après le lavement, le malade urine comme et autant que la veille, et rend sans douleurs des selles assez fréquentes, mais qui ne sont plus cholériques.

Vers sept heures du soir la tête paraissant encore engagée, des sinapismes très chauds sont placés aux pieds. Pendant la nuit du 1er au 2 mai, le sommeil est agité, le pouls est redevenu filiforme, et l'état algide est presque général. J'ordonne, à sept heures du matin, que le malade soit plongé dans un bain à trente-cinq degrés, et qu'une saignée soit pratiquée à la sortie du bain, si le pouls se développe. Ce bain à haute température sinapise en quelque sorte la surface du corps, ranime la chaleur et la circulation; une saignée de douze onces est pratiquée sur-le-champ. Une transpiration abondante la suit de près, en moins d'une heure on change trois fois le malade de chemise (chose qui fut faite par ses camarades et sans l'autorisation du médecin). Après avoir passé la troisième chemise, le malade cherche à s'endormir, mais vainement. Il se plaint d'une chaleur brûlante dans le poumon, il s'écrie qu'il étouffe; on lui enlève une couverture, puis une seconde, il demande encore à être découvert; on ne cède plus à ses instances ; il s'irrite, il souffre horriblement, dit-il, il déclare qu'il se sent mourir ; il fait des efforts pour se lever, sort les bras hors de son lit, veut mettre ses jambes à l'air, s'agite en tous sens et éprouve une anxiété inexprimable ; il demande avec instance une potion soporifique ; le pouls, depuis la dernière saignée, est encore fréquent, mais moins large, il bat irrégulièrement. Il questionne sur son état, on cherche à le tranquilliser, on l'engage au repos ; il se couche sur le côté droit, et par un mouvement convulsif il revient sur le côté gauche et s'endort un instant. Réveillé peu après, le pouls est très développé, la soif est intolérable, il conjure les infirmiers ses camarades de lui donner à boire, il ne veut plus que boire. Il est neuf heures du soir.

Trente sangsues sont appliquées à l'épigastre. Quelques minutes avant cette application, le malade avait eu des nausées ; et, dans la crainte qu'il ne pût venir à bout d'expulser naturellement ce qui embarrasse son estomac, il plonge ses doigts dans l'arrière-bouche et vomit quelque chose de bilieux et de verdâtre.

La nuit du 2 au 3 mai est cruelle ; la glace n'étanche plus la soif du malade, c'est un supplice pour lui de ne pas boire, les cris qu'il pousse ont quelques ressemblance à celui d'un animal rugissant. Le pouls est très vif, presque incommen-

surable, mais moins fort que la veille. Le malade
est plongé dans un bain à 25 degrés, il s'y trouve
bien, mais sa soif est si extraordinaire qu'il fait
des efforts pour boire l'eau du bain. Les obstacles
qu'on lui oppose l'irritent tellement, qu'il mord
avec rage le drap qui recouvre sa baignoire pour
faire couler dans son estomac l'eau dont il est
imprégné.

Quelques minutes après le bain, le pouls est
moins vite, mais plus large qu'auparavant. Une
saignée de six onces et demie est pratiquée; le sang
est noir et épais. Le malade est très faible ; à peine
a-t-il la force de tourner le lancetier dans ses doigts;
et il se déclare une syncope qui fait craindre qu'elle
ne soit la mort. Enfin, il revient à lui, et ses premières paroles furent: « Faut-il donc que je meure
de soif! » Comment lutter contre ce sentiment si
pressant que la glace ne calmait plus? Un verre de
limonade froide lui fut à l'instant accordé. Après
en avoir avalé une gorgée, il s'écria : « Allez dou-
cement, goutte à goutte, je respire frais ; je vous
dois la vie; c'est *la vie que j'avale !* La boisson par-
court toutes mes veines ; faites durer le bonheur
goutte à goutte, s'il vous plaît. » Bientôt après, le
pouls se relève, et la soif est moins intense, et cependant bien vive encore. Le cœur, en quelques
minutes, se mit à battre avec une force extraordinaire. Témoin de ce phénomène extraordinaire,

j'applique à l'instant sur le cœur une demi-livre de glace, qui est fondue en moins de deux ou trois minutes. Les mouvemens de cet organe se ralentissent alors, mais le corps du malade répand une vapeur chaude. Enhardi par ce phénomène et par l'effet de la glace sur le cœur, je demande une éponge trempée dans l'eau froide; j'éponge d'abord la partie antérieure du cou et inférieure de la face, puis je passe à la poitrine, sous les aissellés, et enfin sur l'abdomen. Ces lotions froides font éprouver un bien-être indicible à ce malade, mais la soif est encore pressante. Je lui mets des cailloux dans la bouche (moyen qui nous réussissait dans nos campagnes du midi de l'Espagne, pendant des marches pénibles sous un ciel brûlant), des compresses imbibées d'eau froide sont également mises dans sa bouche. Je lui donne quelques cuillerées d'orangeade glacée, et j'ordonne douze sangsues sur le bas-ventre, à cause d'une sorte d'empâtement que je reconnus dans cette région du corps. Le reste de la journée se passe assez bien. Le malade se trouve mieux, sa soif n'est plus aussi forte. La nuit du 3 au 4 est également calme. La soif a beaucoup diminué. Les frictions d'eau froide sur le thorax, sur l'abdomen, et sur les membres thoraciques et abdominaux ont produit cet heureux résultat.

Le 4 au matin, la lividité de la face diminue.

Les yeux sont plus vifs et plus animés que de coutume, la langue est chaude, les urines coulent et sont remarquablement abondantes. Les selles sont également fréquentes et ont repris l'aspect cholérique; mais aucune douleur ne les provoque. Un sentiment profond de faiblesse obsède le malade. De nouvelles frictions froides sont faites; on lui permet de boire un peu plus. La journée se passe bien. Sur les cinq heures, il prend un lavement d'eau froide, après lequel il urine beaucoup. Les évacuations alvines continuent à être abondantes, blanchâtres et pulpeuses. Vers neuf heures du soir, la soif redevient aussi ardente que le 3 mai ; la langue est très sèche, la sécrétion salivaire nulle, et le pouls est très élevé.

Ce malade avait été si abondamment saigné, que je conçus l'espoir de calmer tous les mouvemens du cœur, non pas par des lotions froides seulement, mais par un bain général à dix-huit degrés. A l'instant il y est plongé ; deux minutes après y être entré, il urine abondamment, mais il déclare que l'urine est bouillante, et que son expansion excite dans le canal des douleurs bien plus vives que celles qu'il avait éprouvées lorsqu'il avait eu des gonorrhées. Du reste, il déclare se trouver très bien dans le bain, pendant la durée duquel la chaleur de la peau devient si forte, que M. le capitaine Aufrey qui est présent, applique, ainsi que M. Delplas, leur main sur l'épaule du malade, et ils la trouvent brûlante; la sécrétion salivaire se rétablit dans le bain; le malade crache beaucoup, et c'est une matière visqueuse et roussâtre.

Les quinze minutes écoulées dans le bain, le malade commença à ressentir du froid, et puis quelque chose qui lui serrait l'abdomen, comme si c'eût été une corde qui l'eût divisé en deux. Aussitôt qu'il eut exprimé ce sentiment, on le retire du bain, on l'essuie bien, et on le place dans un lit très chaud, où il se trouve à merveille. Il dit que, grâces au bain, il va passer une bonne nuit. Effectivement, un quart d'heure après, le pouls revient à un état normal, et il s'endort profondément.

Cependant, ce sommeil ne s'est prolongé que jusque vers les trois heures du matin; le reste de la nuit n'a pas été sans agitation.

Le 5, à sept heures du matin, il se plaint d'une grande faiblesse, la soif est beaucoup moins vive, presque nulle; le malade a pris, à six heures et demie, un lavement d'eau froide, après lequel il a uriné abondamment. Vers huit heures, il urine encore sans avoir pris de lavement, ce qui jusqu'à présent n'était pas arrivé, excepté dans le bain.

La journée se passe fort bien, la soif diminue beaucoup, et le besoin de quelques alimens se fait sentir; le malade ne cesse de demander du bouillon; on le lui refuse. Il s'écrie qu'il n'est plus malade, et qu'on veut sans doute le laisser mourir de faim, comme on a voulu le faire mourir de soif. La nuit arrive, cet homme, d'un caractère bouillant, croit qu'il ne dormira pas si on ne lui donne pas à manger ou une potion calmante; néanmoins, voyant qu'on ne lui donne que de l'orangeade glacée, il finit par s'apaiser et s'endormir d'un sommeil calme et profond.

Le 6, à sept heures du matin, tous les symptômes graves ont à peu près disparu. Ce n'est plus la soif qui le tourmente, mais c'est la faim, qui ne peut être satisfaite à cause de l'élévation du pouls, qui est redevenue très grande. La nuit est calme, elle se passe dans le sommeil.

Le 7 mai, à sept heures du matin, je le trouve en convalescence; l'action du pouls est redevenue à un état à peu près normal. Je prescris quelques cuillerées de bouillon de veau à plusieurs reprises dans la journée, quelques morceaux de sucre, une orange, et toutes les demi-heures un verre d'eau glacée, édulcorée avec le sirop de groseilles. Cette boisson lui plaît beaucoup, et il trouve que, chaque fois qu'il en boit, elle lui fait beaucoup de bien. Vers deux heures, il prend un bain pour calmer quelques agitations des jambes, et surtout les douleurs que lui occasionent des sinapismes que je lui avais fait placer aux pieds pendant l'état

algide , qui paraissaient être restés sans action,
mais dont l'effet se manifesta très vivement lors de
la réaction.

La nuit du 7 au 8 mai se passe sans orage.

Le 8, à huit heures du matin, la convalescence
se dessine franchement , et l'appétit est extrême,
comme la soif l'était: l'organisation de cet homme
est telle qu'il n'éprouve que des sensations violentes. Il demande à manger aujourd'hui avec autant d'instance qu'il suppliait autrefois qu'on lui
donnât à boire. Je lui accorde du bouillon , une
aile de poulet, le quart de ration de pain , et trois
cuillerées de vin de Bordeaux dans un grand verre
d'eau glacée.

Le 9, les alimens de la veille ayant bien passé, j'en
accorde une plus grande quantité, et, en observant
une sage réserve, je le ramène enfin à la nourriture
habituelle du soldat. Il conserve pourtant encore,
pour dernières traces de cette grave maladie, une
difficulté de marcher, à cause des douleurs qu'il
éprouve sur le coude-pied , où les sinapismes
avaient été placés.

Nota. Je suis certainement entré dans des détails
très minutieux sur cette observation; mais j'ai
cru qu'ils ne seraient pas lus sans intérêt par le
médecin qui, pour la première fois, se trouverait
en face d'un cas analogue.

§ V.

CASERNE DE LA RUE DU FAUBOURG SAINT-MARTIN.

Faits recueillis par M. le docteur Dumont.

Un seul homme de cette caserne fut atteint du
choléra. Comme il n'y avait pas d'infirmerie établie
à cause du défaut de local, le malade fut à l'instant
envoyé à l'hôpital Saint-Louis, à cause de sa proxi-
mité. Il y succomba.

§ VI.

CASERNE DU VIEUX-COLOMBIER.

**Faits recueillis par M. l'élève Robert, sous la direction de
M. le docteur Sanson jeune.**

Premier fait. — Le nommé Marguerite, capo-
ral, âgé d'environ trente-huit ans, d'une forte complexion, d'un caractère énergique, ne se plaignant
pas quoique souffrant, craignant de montrer de la
faiblesse, éprouvait depuis huit jours des lassitudes,
quelques douleurs à l'estomac, lorsque, le 13 avril,
il fut tout-à-coup attaqué du choléra à un degré
intense. (Vingt sangsues à l'anus, vingt-cinq à l'é-
pigastre, frictions sur les membres, bouteilles
d'eau bouillante à la plante des pieds, constamment des morceaux de glace à la bouche.)

Dans la soirée, soif ardente, toux sèche, vertiges; l'état s'aggrave. (Sinapismes aux pieds.)

Le 14 avril au matin, la transpiration est abondante, la parole difficile; les sinapismes, qui
d'abord avaient paru ne pas agir, font éprouver des
douleurs douze heures après leur application.
(Quinze sangsues à l'anus, autant à l'épigastre,
bouteille d'eau bouillante aux pieds, morceaux de
glace à la bouche.)

Le 15 au matin, la nuit a été mauvaise, les accidens paraissent incoërcibles. (Demi-lavement
avec amidon, un demi-gros d'extrait de ratanhia
donné à la glace.) — (*Nota.* M. le docteur Sanson
se trouvant alité depuis le 13, s'est fait remplacer
par M. le docteur Caillard fils, qui a fait les pres-
criptions ci-dessus.)

A midi et demi, je vois le malade, je le trouve
dans un état très grave. Je prescris vingt-cinq sangsues sur l'épigastre, et la continuation de la glace.
A cinq heures, M. le docteur Sanson reprend son
service, et le continue sans interruption.

Le 16 avril au matin, le malade est toujours dans
un état grave. (Eau de riz gommée et glacée; compresses d'eau froide sur la tête. A une heure, sinapismes aux pieds et le long des cuisses.)

Le 17 avril au matin, le choléra est au plus haut
degré; l'état qu'on appelle typhoïde, qui avait commencé le 15, prend de l'intensité. (Deux sang-

sues sur chacune des carotides, quatre sur l'épigastre ; sinapismes le long des cuisses ; compresses d'eau froide sur la tête et le cou.) Le malade s'affaiblit ; il n'a pas encore rendu d'urine. Il est sondé ; la vessie a été trouvée vide et contractée. A une heure, bain tiède, de l'eau fraîche sur la tête, cataplasmes chauds aux pieds. Les symptômes cholériques ont disparu. La maladie a dégénéré en affection typhoïde ; hoquet continuel ; état alarmant.

A six heures du soir, le bain paraît avoir produit un peu d'amélioration.

Le 18 avril au matin, progrès de l'affection typhoïde, hoquet continuel, maigreur extrême, peau très froide, pouls petit, délire de temps en temps. (Même traitement que la veille, et de plus sinapismes aux pieds et le long des cuisses. A une heure, bain de jambes assez chaud, eau froide sur la tête, compresses d'eau froide sur le front, sinapismes aux pieds et le long des cuisses, trois cuillerées de vin de Bordeaux dans de l'eau de riz.)

Le soir, le pouls n'est perceptible qu'à l'artère humérale, la respiration devient de plus en plus rare, la vessie est entièrement vide.

Le 19, mort à six heures du matin.

Deuxième fait. — Le sapeur Oligné, âgé de vingt-huit ans, d'une bonne complexion, mais atteint depuis six mois d'une gastro-entérite qui avait été infructueusement traitée dans les hôpitaux, et pour laquelle je l'avais envoyé passer deux mois à Meudon. Le choléra s'étant déclaré dans cette commune et dans ses environs, ce sapeur s'empressa de rentrer à la caserne, où il fut placé à l'infirmerie, n'étant pas encore guéri de sa gastro-entérite. M. le docteur Sanson le remit à un régime doux, mais le malade indocile, mangea du bœuf et d'autres alimens grossiers qui ne purent pas être digérés. Dans cet état, le choléra le frappa le 20 avril, dans la nuit, au deuxième degré.

Le matin, à la visite, la diète est prescrite avec dix sangsues à l'anus, des corps chauds à l'extérieur.

A six heures du soir. (Eau d'orge et deux riz gommés ; morceaux de glace dans la bouche.)

Le 21 avril, bain de pieds sinapisé qui provoque une transpiration abondante. (Eau d'orge, eau de riz gommée, glace.)

Le 23, compresses d'eau froide sur la tête, sinapismes aux pieds. (Eau de gomme pour boisson.) L'excrétion des urines est rétablie, mais il est resté une douleur vers le cœur, ainsi qu'un penchant très fort au sommeil. A une heure, ce malade tombe souvent dans l'assoupissement. (Sinapismes aux pieds ; compresses d'eau froide sur la tête.)

Le 24 avril, à la visite du matin, les vomisse-

mens et la diarrhée continuent , ainsi que la douleur vers le cœur. (Douze sangsues sur l'abdomen,
quartiers d'orange à sucer, sinapismes aux pieds,
lavemens d'amidon.) A une heure , la douleur de
poitrine a un peu diminué ; les vomissemens et la
diarrhée n'existent presque plus. (Douze sangsues
sur l'abdomen , compresses d'eau froide après la
chute des sangsues, sinapismes aux pieds , eau de
gomme en petite quantité, morceaux de glace
dans la bouche.)

Le soir, il y a de l'amélioration. Il reste une douleur à l'hypogastre.

Le 25 avril au matin , la somnolence reparaît.
(Vingt sangsues à l'épigastre, eau de riz à la glace
avec sirop de gomme, compresses d'eau froide sur
l'abdomen, sinapismes aux pieds et aux poignets.)
A une heure. (Deux cuillerées de lait dans un pot
d'eau de riz , lavement d'amidon froid, cataplasmes moitié farine de lin , moitié farine de graine
de moutarde aux poignets, compresses d'eau froide
sur l'épigastre.)

Le 26 , à la visite du matin , les symptômes continuent leur marche décroissante , excepté la somnolence. (Eau de gomme, sinapismes aux pieds.)
A une heure. (Sinapismes aux pieds de nouveau.)

Le 27 avril le matin , la marche progressive vers
le mieux continue. (Deux bains de pieds , un bain

de vingt minutes à 25°; un demi-bouillon gras coupé avec l'eau d'orge.)

Le 28, *idem.*

Le 29 : eau de gruau coupée avec du lait, un lavement d'amidon, un bain à 22°, cataplasme émollient sur l'abdomen.

Le 30 au matin, *idem.*

A une heure : sirop de groseilles, un bouillon coupé, lavement de graine de lin avec quatre gros de miel de mercuriale, cataplasme émollient sur l'abdomen ; potion avec infusion de fleurs de violettes quatre onces, essence de fleurs d'oranger trois gouttes, sirop diacode une once.

1er mai, à la visite du matin, le malade est bien. Lavement avec amidon, cataplasmes sur l'abdomen, orangeade sans sucre.

Le 2 mai, les sinapismes qu'on avait appliqués dès l'invasion aux poignets et aux pieds ont fait plaie. On panse avec du cerat. (Bouillon gras, tranches d'orange, sirop de groseilles dans de l'eau froide, lavement d'amidon.)

Le 3 mai, la convalescence est franche, et le malade est ramené à la santé par une alimentation sagement graduée.

A ces deux cas graves, il faut en ajouter vingt-sept autres qui ont présenté les symptômes du choléra à un degré plus ou moins intense ; mais ayant tous été traités, dès l'invasion même, par les applications de corps chauds à l'extérieur, par les saignées générales ou locales, par des morceaux de glace dans la bouche et des boissons glacées, M. le docteur Sanson a, par ce traitement antiphlogistique, conjuré le développement des accidens graves, et ramené ainsi et très promptement à la santé vingt-sept hommes dont la vie aurait certainement été compromise si des soins aussi prompts que convenables ne leur eussent été prodigués.

Après avoir rendu un juste hommage à M. Sanson, il est également juste que je lui adresse quelques reproches pour la lettre qu'il a fait insérer dans des journaux de médecine et de politique, dans laquelle il s'attribue les dispositions qui ont été prises dans la caserne contre le choléra, tandis qu'elles étaient arrêtées avant son entrée temporaire au corps, comme on a pu le voir plus haut, et auxquelles il n'a eu qu'à se conformer comme les autres officiers de santé attachés au corps.

D'un autre côté, je dois aussi faire remarquer que le traitement par l'ipécacuanha, qu'il a mis en usage ailleurs, n'a nullement été employé à la caserne. Il s'est borné à suivre celui que dès long-temps j'avais adopté, et sur lequel je m'étais longuement entretenu avec lui. M. Sanson a donné ici une nouvelle preuve de son tact médical.

Mais pour mettre le lecteur à même de porter un

jugement éclairé sur cette question , je vais joindre à ce que j'ai exposé , relativement à la caserne du Vieux-Colombier , le rapport que M. Sanson a publié.

Extrait des journaux où se trouve l'écrit de M. le docteur Sanson jeune.

CASERNE DES SAPEURS-POMPIERS.

Rapport de M. Sanson jeune , sur les moyens qui ont réussi à arrêter les progrès du choléra dans la caserne de la rue du Vieux-Colombier.

« La caserne des sapeurs-pompiers, située rue du Vieux-Colombier, remarquable depuis son institution par le grand nombre de malades qu'elle a toujours offerts , n'a pas perdu sa funeste prérogative sous l'épidémie régnante.

» Du 3 au 11 avril, douze individus appartenant à cet établissement étaient morts du choléra ; l'autorité prit alors la décision de nommer un plus grand nombre de médecins pour arrêter les progrès du mal. Je fus désigné le 10, et M. Robert voulut bien accepter la place d'aide.

» Indisposé dès le 9 avril, je bornai, le 11 et le 12 , mes fonctions à visiter les hommes déclarés malades ; mon indisposition s'étant accrue, je dus garder le lit le 13 et le 14. Ce fut pendant cette absence que le 13, un homme malade depuis au moins huit jours, se présenta dans un état tellement désespéré que, malgré les soins très éclairés de M. Treille, chirurgien-major du corps (je n'ai vu ce malade qu'une fois, comme on peut le voir en lisant l'observation), et M. Caillard (fils aîné), médecin de l'hôpital des Greniers d'abondance, qui voulut bien me remplacer; le 15, jour où je le vis pour la première fois, il était atteint du typhus consécutif au choléra, affection presque constamment mortelle et à laquelle il succomba le 19, après un mieux trompeur.

« Dès le 15, je commençai à faire une inspection générale, et sans exception, de tous les hommes de la caserne. J'interrogeai chaque individu, je ne laissai aucune indisposition, même la plus légère, sans traitement. Grâces à ces soins, dans lesquels je fus admirablement secondé par tous les officiers, et particulièrement par M. le capitaine Ledoux, ainsi que par mon aide M. Robert, qui mit un zèle extrême à cette surveillance de tous les momens, aucun individu n'offrit de symptômes graves du choléra; à peine le second degré se déclarat-il. On ne compta plus dès lors une seule victime.

« Deux hommes furent seuls mis en danger; l'un par une maladie tout-à fait étrangère à l'épidémie; l'autre, affecté depuis long-temps d'une entérite chronique, séjournait à l'infirmerie, condamné à

une diète sévère , lorsqu'il s'avisa de faire une in-
fraction à cette règle , et tout-à-coup de se gorger
d'alimens très substantiels. Il fut pris bientôt de
vomissemens , de selles décolorées , d'anxiété
précordiale extrême ; ces accidens cédèrent
enfin.

» Trente-huit individus composent le total des
malades qui ont été en traitement du 11 avril au
1ᵉʳ mai ; quatre étaient malades antérieurement
d'affections diverses, les autres le sont devenus,
ou ont déclaré leur maladie à dater du 11 avril.

» Vingt-sept ont été affectés de symptômes qui
doivent être rapportés à l'épidémie régnante.

» Ainsi , à partir du jour où une surveillance
scrupuleuse a été exercée sur tous les hommes, et
où ils ont été soumis au traitement dès les plus
légers symptômes, aucun n'a présenté des cas
graves, tous ont été guéris facilement. Or, cette
surveillance commença réellement à être mise en
pratique le 15 avril, c'est-à-dire dans la semaine
qui compta le plus de décès. Le récit des circonstances qui ont amené la mort de l'individu
décédé le 19, et de celles qui ont mis en danger
l'homme affecté de l'entérite chronique, rend inutile de faire de plus longues réflexions pour faire
sentir que ces deux exemples n'infirment en rien
la proposition suivante :

« Nul individu traité à temps, et d'une manière

»convenable, ne doit mourir du choléra, en sup-
»posant qu'il ne soit ni usé de maladies antérieu-
»res, ni dans un âge trop rapproché des termes
»extrêmes de la vie. »

» Proposition que j'ai eu l'occasion d'établir sur
des observations faites en Allemagne, de commu-
niquer dans des documens envoyés au ministre
des affaires étrangères, qui m'avait donné la mission d'aller observer le choléra dans le Nord;
proposition que renferment deux lettres publiées
dans le *Courrier Français* (29 mars).

» Je ne fais connaître les résultats-pratiques obtenus à la caserne des pompiers que pour convaincre les chefs de corps, les chirurgiens-majors
des casernes et des régimens, les chefs d'institution quels qu'ils soient, enfin tous les hommes
philantropes, qui sacrifient leur fortune et leur
temps à combattre l'influence délétère à laquelle
tant d'hommes ont déjà succombé, que leurs
efforts sont assurés d'un succès constant.

» La France n'est pas toute à Paris, et le choléra
eût-il réellement cessé d'exercer ses ravages dans
cette ville, il serait encore temps de lui arracher
un grand nombre de victimes dans nos provinces,
et même dans les pays étrangers qu'il n'a pas encore dépeuplés (ce 1er mai 1832). »

On le voit donc, l'auteur de ce rapport s'attribue l'idée des dispositions qui ne lui appartien-

nent pas. Il s'efforce en outre d'effacer les services que mon collaborateur, M. le docteur Arbel et moi avons pu rendre au corps, et conclut enfin par des conseils à tout le monde, sans oublier les chirurgiens-majors des corps, ces vétérans des armées. C'est en conscience trop fort.

§ VII.

FAITS RECUEILLIS DANS MA CLIENTELLE EN VILLE.

Ces faits ont été encore observés par M. le docteur Arbel et par M. Filhos, interne des hôpitaux de Paris.

Premier fait. — Dans les premiers jours d'avril, ma blanchisseuse, âgée de ving-quatre ans, jouissant ordinairement d'une bonne santé, appelée à Paris pour affaires de sa profession, se trouve tout-à-coup incommodée pendant qu'elle était en train de déjeûner. Son mari se hâte de la conduire chez moi, d'où elle était très rapprochée.

A peine est-elle entrée, qu'elle éprouve les plus violens symptômes du choléra. J'étais absent, mes domestiques la posent sur un lit et courent chez M. le docteur Lacorbière, qui lui fait une large saignée, et ordonne qu'elle soit mise dans un bain à 32°; et qu'ensuite elle soit enveloppée de couvertures de laine chaudes, avec des briques aux pieds, et qu'on lui donne des morceaux de glace à manger.

Six heures après, je trouve la malade complètement réchauffée, en pleine transpiration, et mangeant de la glace. Cette maladie, qui débutait avec un caractère si alarmant, combattue par des moyens prompts et convenables, fut anéantie à sa naissance. Cinq jours après, la malade put quitter ma maison pour se rendre chez elle à Clichy-la-Garenne, à deux lieues de chez moi. La convalescence fut longue, mais aujourd'hui la guérison est parfaite.

Deuxième fait. — La femme de chambre de madame Boudard, fille forte, d'un tempérament sanguin, âgée d'environ vingt-cinq ans, demeurant rue de la Paix, n° 28, fut, le 10 avril, tout-à-coup saisie des symptômes les plus violens du choléra. Appelé auprès d'elle, je fais faire une saignée de trente onces : deux heures après, une seconde saignée de vingt onces, la glace à l'intérieur, un bain d'une heure à 32° et des corps chauds à l'extérieur. (La malade avait déjà pris deux tasses d'une infusion chaude de tilleul, qui lui avaient été prescrites par un médecin d'une ambulance voisine qui l'avait visitée avant mon arrivée.) Cette médication rapide et énergique rendit inutile l'application de soixante sangsues, que j'avais fait apporter en cas de besoin. Le retour à la santé parut si complet et fut si prompt, que les maîtres et les gens de la maison doutèrent que j'eusse eu affaire au choléra.

Cependant, sans qu'il y eût d'imprudence commise, à ce que l'on m'assura, le quatrième jour, appelé de nouveau en toute hâte, je trouve la malade dans l'état le plus formidable. Elle vomissait et faisait sous elle ; la cyanose était au plus haut degré, les mains présentaient cet aspect si hideux de macération, les yeux étaient renversés et à demi recouverts par les paupières, une sueur froide et visqueuse se répandait sur tout le corps. Un sentiment de froid glacial obsédait la malade, et pourtant le pouls se faisait encore sentir. On crut alors au choléra, et, l'alarme s'emparant des maîtres, ils désertèrent du logis, ne laissant auprès de la malade qu'une autre domestique, qui lui prodigua pendant toute la nuit les soins les plus dévoués.

A l'aspect de ces effrayans symptômes, je me hâtai de faire appliquer vingt sangsues au siége, dix sur le creux de l'estomac, un cataplasme fortement laudanisé sur l'abdomen, et j'ordonnai un lavement de quatre onces d'eau froide avec quatre gouttes de teinture de Rousseau. Un bain à 36° après la chute des sangsues. La malade y resta une heure et demie, tout le corps en fut ru éfié.

Le lendemain matin j'appris que ma visite avait été précédée par celle d'un confrère qui, blâmant l'emploi de la glace, administra une infusion de tilleul chaude, et appliqua quelques ventouses sur l'épigastre. La veille, le danger me paraissait conjuré : je ne fus pas peu surpris de cette prescription faite à mon insu par un confrère que je croyais délicat et bien élevé. Je dois pourtant à la vérité de dire qu'elle ne fit pas grand mal, car la malade put être transportée ce jour-là même dans un hôpital, où l'on continua pendant huit jours de lui prescrire des boissons chaudes. Sa guérison se fit long-temps attendre ; mais aujourd'hui elle peut être considérée comme établie, quoiqu'il subsiste encore une grande faiblesse, et que le teint soit quelque peu cyanosé.

Troisième fait. — M. Colart, ancien instituteur du duc de Bordeaux, âgé de trente-quatre ans, d'une santé assez délicate, se disposait à quitter Paris pour un long voyage. La veille du jour fixé pour se mettre en route, je fus consulté sur l'opportunité de ce voyage en présence du choléra. Trouvant madame indisposée, je protestai contre le départ. M. Colart était dans son état de santé ordinaire ; mais, dans la nuit de ce jour au lendemain, il fut pris à deux heures du matin de tous les symptômes de l'épidémie régnante, dont quelques uns étaient très intenses.

Arrivé près de lui de très bonne heure, aux signes du choléra je trouvai mêlées des traces de typhus; les dents et la langue étaient fuligineuses, la prostration extrême. Aussitôt je fis appliquer quarante-cinq sangsues à l'épigastre, puis j'en fis mettre à l'anus, et de nouveau à plusieurs reprises à l'épigastre, la glace continuellement à l'intérieur, trois demi-lavemens froids par jour, dans chacun desquels on mettait une cuillerée à café de vinaigre ordinaire.

Les doubles symptômes du choléra et du typhus cédèrent à l'énergie de ce traitement. La guérison eût été complète et prompte s'il ne fût survenu une angine couenneuse, qui demanda un certain temps pour être expulsée en lambeaux, et contre laquelle je crois devoir faire remarquer qu'il ne fut employé que des moyens antiphlogistiques. Aujourd'hui M. Colart est aux eaux d'Aix en Savoie, et parfaitement rétabli de cette maladie, qui avait pris naissance dans la semaine où l'épidémie fut le plus meurtrière à Paris.

Quatrième fait. — Madame Bergot, demeurant rue du Vieux-Colombier, n° 5, âgée de soixante-dix-sept ans, valétudinaire depuis plusieurs années, fut, le 12 avril, frappée tout-à-coup du choléra. Son médecin, qui était M. Broussais père, n'arrivant pas , étant absent de chez lui quand on fût le chercher, je fus appelé près de la malade , sept heures après l'invasion du choléra. La cyanose et l'état algide manquaient ; du reste tous les autres symptômes existaient. Dix sangsues furent appliquées à l'anus, et quatre au creux de l'estomac ; la glace à l'intérieur, et des corps chauds aux pieds. L'état algide ne se déclara pas , et pourtant la malade mourut vingt-six heures après avoir été frappée. C'était la troisième personne morte du choléra dans cette maison.

Cinquième fait. — Sa fille , madame Duchemin, âgée d'environ quarante ans, d'une santé également fort délicate , pour laquelle je lui donnais des soins depuis plusieurs années, fut désolée d'une perte aussi soudaine d'une mère qu'elle n'avait jamais quittée.

Le second jour de cette mort, elle fut frappée tout-à-coup, à dix heures du matin, du choléra avec cyanose et les symptômes graves. Arrivé près d'elle une heure après l'attaque , j'appris que les règles s'étaient déclarées : ce phénomène m'étonna. Je balançai à donner la glace ; je la prescrivis pourtant, et la chaleur à l'extérieur. Je ne crus pas devoir saigner, soit à cause des règles , soit à cause de l'état habituel de faiblesse de la malade.

Remarquez que madame Duchemin avait habituellement le flux menstruel très peu abondant ; mais cette fois il fut considérable pendant dix jours ; les sueurs l'étaient également. La malade ne prenait autre chose que de la glace , et cependant les symptômes cholériques disparaissaient graduellement. Mais je n'étais pas sans inquiétude : reprendront-ils , me disais-je , toute leur intensité, quand le flux menstruel aura cessé ? Cette maladie si nouvelle pour nous me tenait sans cesse sur des charbons ardens. Enfin le flux menstruel cessa, le choléra ne reparut pas, et madame Duchemin a repris sont état de santé habituel.

Sixième fait. — Le 28 avril, madame M***, âgée de cinquante-deux ans , d'une forte complexion, mais éminemment nerveuse, et atteinte depuis quelques mois d'une gastro-entérite qu'elle ne soignait pas , fut tout-à-coup saisie du choléra avec diarrhée précédée de vives coliques, de crampes ; bientôt le teint se cyanosa, elle éprouvait également des douleurs très vives à l'estomac. « *J'ai le choléra,* me dit-elle , *mais je ne le crains pas, je m'en moque.* » Je lui fis appliquer trente sangsues au siége ; et puis j'en prescrivis trente pour être placées sur l'épigastre dans la soirée. Je partis avec l'espoir que ce traitement secondé par le courage de la malade serait couronné d'un prompt succès.

Cependant vers deux heures de l'après-midi, les douleurs de l'estomac devinrent très vives, les nausées pressantes, les vomissemens étaient sur les lèvres. À l'instant madame M*** remplit sa bouche de glace, et les nausées furent aussitôt dissipées, tel fut l'effet prompt de la glace.

Toutefois les douleurs de l'estomac continuant à être vives, trente sangsues furent appliquées, et bientôt nous n'eûmes à combattre que les effets de l'ancienne gastrite, qui n'est pas encore complètement détruite, mais qui ne donne aucune inquiétude sur la vie de cette dame. C'est M. Lanyer qui lui donne ses soins depuis environ trois semaines, moi ayant été obligé de me retirer à la campagne pour raison de santé.

Septième fait. — La cuisinière de cette dame fut également atteinte du choléra à un très haut degré. Le traitement par la glace, par la saignée et la calorification extérieure la ramenèrent à la santé, qui fut confirmée par l'apparition des menstrues, alors qu'il y avait encore quelques symptômes de choléra. Elle présenta en outre une particularité dont je crois devoir rendre compte. C'est une constipation qui succéda aux grandes évacuations alvines qui avaient eu lieu, et qui ne cédà treize jours après qu'à un purgatif qui parut faire le plus grand bien.

Huitième fait. — Madame Borrel, propriétaire du Rocher de Cancale, âgé d'environ trente-huit ans, brune, mais menant une vie sédentaire qui a produit un embonpoint assez fort, jouissant d'ailleurs d'une très bonne santé, fut, dès le début du choléra à Paris, très affligée des ravages que faisait ce fléau. Elle prit alors, contre ses habitudes, de la camomille, du thé, du tilleul ; elle mangeait peu, elle n'avait presque plus de sommeil.

Bientôt elle éprouva ces lassitudes et ces douleurs d'estomac et ces gargouillemens de l'abdomen, que presque tout le monde a éprouvés pendant l'épidémie.

Enfin, vers le 15 avril, madame Borrel eut des coliques vives, suivies de selles, des douleurs d'estomac avec vomissemens de matières cholériques ; et dès cet instant, toutes ses craintes du choléra s'évanouirent. Elle fut d'abord saignée, puis j'appliquai quarante sangsues sur le creux de l'estomac, je prescrivis la glace et la calorification extérieure. Bientôt il ne resta de symptômes cholériques que la langue froide, des lassitudes avec quelques légères crampes et un état de langueur remarquable.

M. Sophianopoulo m'avait souvent dit qu'un des bons moyens pour combattre ces derniers accidens était de sortir le malade de l'atmosphère cholérique et de l'envoyer à la campagne. Madame Borel en possède une très belle à Yères, je me décidai à la faire partir, quoiqu'elle présentât encore les derniers symptômes dont je viens de parler. M. Filhos voulut bien l'accompagner afin de porter remède à tout évènement.

Cette attention était inutile, car aussitôt que madame Borrel fut arrivée à sa campagne, elle vit disparaître tous les symptômes de la maladie, et revint à la santé en peu de jours.

Il est à remarquer que le parc de sa campagne est entouré au tiers par la rivière de Yères, et que, malgré cette circonstance, le village que cette rivière traverse n'a pas présenté un seul cas de choléra.

Il serait, je crois, superflu de rapporter dans tous leurs détails de nouveaux faits; je me bornerai donc à dire d'une manière sommaire que j'ai traité un assez grand nombre de malades pendant l'épidémie dont les accidens ont présenté peu de gravité, soit à cause du peu d'intensité de la maladie, soit à cause de la promptitude avec laquelle je l'ai attaquée par la calorification extérieure, la saignée et la glace. Je ferai également remarquer que dans ma clientelle en ville, les individus atteints étaient en général des femmes, rarement des hommes; et qu'une seule fois j'ai vu un enfant de quinze ans ayant le choléra à un très haut degré, duquel il a été guéri ; mais je n'en ai pas donné l'histoire parce que le médecin de l'ambulance, qui l'avait visité d'abord, a continué à le voir journellement, et que moi je ne l'ai visité que deux fois. Dans chacune de mes visites j'ordonnai la glace, dont il fit usage jusqu'à sa guérison, mais en même temps il paraît qu'il prenait des potions dont je ne connais pas la composition. Cet enfant appartient à M. Salon, sergent à la compagnie des sapeurs-pompiers casernés rue du Vieux-Colombier.

Remarquez en outre que les maisons dans lesquelles plusieurs personnes ont été atteintes à la fois ou successivement du choléra, étaient situées pour la plupart dans des rues bien aérées et généralement habitées par des familles riches ou aisées.

Sur la fin du mois d'avril et dans le commencement de mai principalement, les symptômes cholériques se bornaient en général à la diarrhée, à quelques chaleurs d'estomac, à la coloration bleue et parfois à l'algidité de la langue. Mais une sueur abondante, soit qu'elle survînt spontanément, soit qu'elle fût provoquée par l'application des corps chauds extérieurs, soit par la glace à l'intérieur, rétablissait l'équilibre en peu de jours.

Une seconde remarque que je crois devoir faire, et qui est toute pratique, c'est que le malade qui fait usage de la glace a la langue refroidie par le contact du corps glacé ; ce qui pourrait faire croire à la présence du choléra ; mais un examen attentif fera distinguer au praticien la nature du froid choléri-que de ce froid purement accidentel.

Pendant le règne de l'atmosphère cholérique, presque tous les individus, principalement les adultes de tout sexe qui vivaient au milieu de cette atmosphère, ont éprouvé des embarras d'estomac, des entrailles, que les gens du monde désignaient à Paris sous le nom de *gribouillement*, des lassitudes dans les membres, quelques douleurs de tête, du trouble du sommeil, et des caprices d'appétit. Pour ceux-là, je me bornai à diminuer la quantité des alimens dont ils faisaient journellement usage. Je craignais de rompre leurs habitudes par des alimens nouveaux, et je leur prescrivais la potion de M. Charbonnier dont j'ai déjà parlé. L'usage de cette potion m'a paru avoir un si prompt effet, que je suis porté à croire que ces malaises que j'ai eus à combattre, et qui inquiétaient fort les malades, étaient plutôt des phénomènes nerveux que tout autre chose.

Pendant le règne de l'épidémie, j'ai eu à traiter des personnes depuis long-temps atteintes de gastrite passée à l'état aigu, et qui à ce mal joi-gnaient celui d'une frayeur extraordinaire du cho-léra. Elles ont été rétablies par le traitement ordinaire sans que le fléau les ait frappées , ce qui me porte à présumer que la gastrite et la frayeur même les plus vives ne disposent pas au choléra. Mais malheur à celui qui , étant dans un état de gastrite aiguë ou chronique, vient à être atteint du choléra! La mort le menace plus que nul autre. S'il en revient, il n'échappera certes pas au danger de la rechute , et surtout aux ennuis d'une convalescence, qui serait interminable et traversée de mille misères , qui ne seront comprises ni par le monde , ni par les médecins, à l'exception d'un petit nombre.

<h2 style="text-align:center">§ VIII.</h2>

En résumé, je crois pouvoir établir les conclusions suivantes :

1° Le choléra de 1831 , à Paris, était de même nature que celui qui a régné en 1832.

2° Les causes premières de cette maladie nous sont complètement inconnues, comme celles , en général, de toutes les maladies épidémiques.

3° Le choléra qui attaque un adulte, de quelque sexe qu'il soit , mais exempt de maladies viscérales antérieures , est en général, pour ne pas dire toujours, curable, dès son début, et presque toujours quand il arrive à un état très grave : celui de la cyanose, de l'asphyxie , etc.

4° Ce fléau attaque les femmes aussi bien que les

hommes, rarement les enfans. Quant aux vieillards, je n'ai pas de données assez positives pour me prononcer sur ce point.

5° Le traitement du choléra doit être divisé en deux parties ; la première se compose de la calorification à l'extérieur, la saignée par la lancette ou par les sangsues et des morceaux de glace à l'intérieur, ou, à leur défaut, de l'eau gommeuse très froide et en petite quantité ; trois quarts de lavement d'eau froide par jour, avec addition de cinq gouttes de teinture de Rousseau par quart de lavement.

6° Ce traitement est applicable à tous les cholériques en général.

7° La seconde partie renferme les moyens thérapeutiques accidentels, tels que les sinapismes aux pieds, aux jambes, sur le cœur ; les saignées abondantes, soit par la lancette, soit par les sangsues appliquées sur le trajet des jugulaires, à l'épigastre, à l'hypogastre, à l'anus, etc., la glace sur le cœur, les lotions froides sur tout le corps, les bains généraux presque froids, mais toujours la glace à l'intérieur.

8° L'emploi des moyens de cette série est réclamé par des circonstances accidentelles qu'il est impossible de tracer ici ; c'est au médecin qui les observe à les combattre avec hardiesse et discernement.

9° Les infusions chaudes de tilleul et de camomille, rendues plus excitantes par l'addition de quelques gouttes d'acétate d'ammoniaque, administrées au début du choléra, paraissent favoriser la transpiration, sans laisser de traces profondes sur la membrane muqueuse du canal intestinal. Mais l'usage de ces boissons continuées pendant plusieurs heures seulement, pourrait avoir de graves inconvéniens .

10° Les sinapismes, appliqués pendant l'état algide, paraissent souvent ne pas agir sur les parties qu'ils recouvrent ; mais au moment où la réaction est complète, la peau sur laquelle ils ont été appliqués s'irrite, rougit, s'enflamme et s'ulcère quelquefois ; ce qui, par analogie, peut faire entrevoir le danger des excitans internes , même dans l'état algide. Observation qui n'a pas échappé à M. le docteur Lefébure, qui exerce avec grande distinction à Boulogne (sur Seine).

11° Cet état de malaise qu'on éprouve en général pendant l'atmosphère cholérique est combattu avec succès par la potion du docteur Charbonnier, et en s'éloignant de cette atmosphère pour se rendre dans un pays où elle ne règne pas, et aussi par les précautions analeptiques, qui consistent à ne pas changer la nature des alimens habituels , mais à en diminuer la quantité.

§ IX.

Après avoir présenté une masse assez considérable
de faits, n'est-il pas naturel que nous disions
quelle fut notre opinion sur la nature intime du
choléra : opinion d'après laquelle nous adoptâmes
tel ou tel mode de traitement.

Or, on doit se souvenir que, dans la première
partie, nous avons posé en fait que les médecins
de l'école moderne, ne se bornant pas à l'examen
extérieur, cherchaient à pénétrer le mode du méca-
nisme qui ferait sortir l'organisation de l'état
normal pour la plonger dans l'état anormal. Dans
nos études de 1832, nous n'avons pas dévié de ce
principe. Ainsi, laissant de côté la cause première,
qui nous est inconnue ici comme dans la plupart
des maladies, nous avons étudié un à un les phénomènes secondaires vitaux mis en jeu dans le
choléra ; et la série suivante s'est généralement
déroulée sous nos yeux avec plus ou moins de
rapidité.

1° Tintement considérable des oreilles ;

2° Malaise indéfinissable ;

3° Convulsions horribles des muscles extérieurs,
et même du canal digestif en masse ;

4° Innervation déversée en désordre dans toutes
les parties de l'organisme ;

5° Agitation convulsive du cœur, puis arrêt de cet organe;

6° Froid glacial extérieur, ou, ce qui est plus exact, le calorique quitte les membres, puis le tronc, et paraît se concentrer dans la profondeur des viscères;

7° Retrait du sang jusque dans les parties du corps les plus denses, et puis stase de ce liquide dans les parties où il a été projeté;

8° Aspect de torpeur générale à l'exception du canal digestif;

9° Crampes très douloureuses dans les membres;

10° Douleurs abdominales avec vomissemens et selles abondantes d'une nature spéciale;

11° Haleine et langue froides;

12° Soif inextinguible;

13° Asphyxie;

14° Cyanose;

15° Retour de la chaleur à la périphérie du corps;

16° Transpiration abondante, tantôt froide, tantôt chaude.

Voilà ce que nous avons observé de plus notable.

Pourriez-vous croire que ces phénomènes tumultueux, que ces contractions externes et internes, véritablement portées à leur apogée, soient dus à la faiblesse, à la débilité ? Mais depuis quand la faiblesse a-t-elle exécuté des actes de force? L'espèce de torpeur qui succède à ces contractions n'est pas générale. Voyez les vomissemens et les selles, et vous verrez que là persiste encore une grande contractilité. Reconnaissez que tous ces phénomènes sont l'expression d'une profonde exaltation vitale. Oui, je l'affirme avec toute conviction, nulle maladie plus sthénique que le choléra ne fut jamais offerte à l'observation de la médecine.

Voulez-vous une autre preuve confirmative de cette assertion? vous la trouverez dans les résultats infiniment avantageux qui ont été obtenus par le traitement antiphlogistique le plus décidé, et par la révulsion à l'extérieur du corps, par ce traitement, enfin, qui a été mis en pratique par nous.

Une autre question qui n'a pas moins été controversée que la précédente, est de bien préciser le point de départ du choléra. Moi qui ai approché aussi près que tout autre des cholériques, et qui ai de plus été frappé du fléau avec une vivacité extrême, j'ose espérer qu'il me sera permis d'exposer mon opinion à cet égard. Je le dis avec toute conviction : le premier sentiment douloureux qu'éprouve l'homme que le choléra frappe, est vers l'épigastre. Mais aussitôt l'arbre nerveux en entier, soit *intra*, soit *extra*-cranien, y compris le grand sympathique, est jeté dans le plus grand des désordres, auquel viennent bientôt se joindre les autres phénomènes morbides que nous avons rapportés.

C'est donc, suivant moi, le système nerveux, agent moteur de la sensibilité, qui le premier est envahi par le poison cholérique; je ne crois pouvoir en excepter que la portion nerveuse qui préside à l'intelligence; car celle-ci, au milieu de tant de fracas, reste, comme je l'ai dit ailleurs, pure et intacte. Phénomène étonnant, et certes bien propre à exercer la sagacité du psychologiste, quel qu'il soit, ou purement physiologiste, ou exclusivement spiritualiste.

Cependant, la gastro-entérite se déclare sans retard, et *presque* simultanément. En nier l'existence, ce serait d'abord méconnaître un fait qu'il m'est permis de regarder comme fondamental en pathologie, savoir : *Toutes les fois que sur un point quelconque du corps il y a exaltation vitale, la membrane muqueuse gastro-intestinale en est avertie, et en reçoit des impressions plus ou moins profondes, suivant la force et la durée de l'exaltation vitale d'où partent les sympathies morbides.*

Et d'ailleurs, vous admettez bien l'existence des crampes, de l'asphyxie, de la cyanose, etc., et même celle de la congestion cérébrale que vous appelez typhoïde, et qui pourtant n'est qu'un degré du choléra , car il faut d'autres signes pour que le typhus soit caractérisé, soit dit en passant.

Vous admettez , dis-je, tous ces phénomènes , et bien d'autres, et vous ne voudriez pas admettre la gastro-entérite ! Mais qu'est-ce donc, que cette soif qui dévore le malade, ces vomissemens, ces évacuations alvines , ces douleurs atroces des entrailles ? Ne sont-ce pas des maux des intestins ? Et ces maux, ne caractérisent-ils pas la gastro-entérite de la manière la plus manifeste ? — Oui , mais ce sont des phénomènes cholériques. — Je ne dis pas le contraire. Mais que m'importe la cause , si vous ne me la faites pas connaître , et si vous ne me donnez pas de spécifiques pour la combattre? Je suis alors réduit au traitement général antiphlogistique , et qui répond à mon espoir en procurant la guérison , quoique, peut-être , d'une manière plus lente que si je possédais le spécifique. En un mot, j'applique le traitement de la gastro-entérite générale, et je réussis. Je conclus donc *à fortiori* que la gastro-entérite existe, et au plus haut degré, dans le choléra.

Je ne veux même pas appuyer mon assertion de l'examen cadavérique , et je conviendrais avec vous que quelquefois il n'y a pas de traces inflammatoires ; mais c'est parce que la vie étant foudroyée dans le système nerveux, l'inflammation n'a pas eu le temps de se développer dans le système muqueux intestinal. Si les symptômes cholériques sont de

quelque durée, vous trouverez toujours de l'inflammation à cette membrane, et même quelquefois son tissu est ulcéré; ulcérations qui sont, j'en
conviens, fréquemment préexistantes au choléra,
à cause d'une gastro-entérite ancienne, ou promptement développée, ou par l'effet d'un régime ou
de boissons intempestives, comme nous l'avons vu
dans le cas du malheureux Gardon.

En résumé, je pense qu'il existe, dans la majeure partie des cas, gastro-entérite, dans le choléra;
qu'elle se déclare presque aussitôt que le phénomène nerveux, mais que le point de départ est dans
ce système. Je dirai même plus, la gastro-entérite,
quoique devant être la véritable boussole dans
le traitement, n'est pas toujours le phénomène
qui persiste le dernier, témoin les crampes, la
froideur de la langue et la teinte cyanosée, qui
ne disparaissent souvent que long-temps après la
guérison de la gastro-entérite.

FIN.

TABLE.

FIN DE LA TABLE.